Matthias Girke

Meditative Erkenntniswege in der Heilkunst

Matthias Girke

Meditative Erkenntniswege in der Heilkunst

Anleitung Rudolf Steiners zur Vertiefung der therapeutischen Arbeit

Verlag am Goetheanum

Medizinische Sektion
der Freien Hochschule für Geisteswissenschaft

Der Verlag am Goetheanum im Internet:
www.goetheanum-verlag.ch

Satz: ATHENA Verlagsdienstleistungen, Oberhausen
Umschlag: Wolfram Schildt, Berlin
Druck und Bindung: Majuskel Medienproduktion, Wetzlar

ISBN 978-3-7235-1728-4

Inhalt

Zum Geleit

Die Frage nach der spirituell-ethischen Entwicklung in der Heilkunst lebt als tiefes Bedürfnis nach Sinn und Menschlichkeit in einer immer mehr technologisch orientierten Medizin. Sie entwickelt sich im Zusammenhang mit der Suche nach den Kraftquellen für den Beruf als auch dem Wunsch nach Vertiefung therapeutischer Kräfte. Die Suche nach einem meditativen Erkenntnisweg in der Heilkunst ist offensichtlich groß und führte auch vor 100 Jahren zu den entsprechenden Fragen an Rudolf Steiner, der daraufhin direkt nach der Weihnachtstagung zur Begründung der Anthroposophischen Gesellschaft und der Freien Hochschule für Geisteswissenschaft 1923/24 einen Kurs mit Anleitungen zur meditativen Vertiefung der Heilkunst gab und ihn zur Osterzeit 1924 fortsetzte. Die Teilnehmer dieser Vorträge, zu denen junge Ärztinnen und Ärzte und die drei ersten anthroposophischen Heilpädagogen gehörten, wurden zu Ostern 1924 in die Erste Klasse der Freien Hochschule für Geisteswissenschaft aufgenommen. Damit wird deutlich, dass sich diese Hochschulkurse für die «Jungmediziner» in den esoterischen Kontext der Erneuerung der Mysterien als Aufgabe des Goetheanum stellen. Sie gehören seitdem zum meditativen Gut der Medizinischen Sektion in der Freien Hochschule für Geisteswissenschaft und bilden damit eine meditative Inspirationsquelle für die praktisch-therapeutische, aber auch wissenschaftliche Arbeit der Anthroposophischen Medizin. Die Anleitungen zur esoterischen Vertiefung der Heilkunst richteten sich zwar vor allem an Ärztinnen und Ärzte, beziehen sich inhaltlich aber auch auf die anderen in der Heilkunst Tätigen in Pflege, Körpertherapie, Kunsttherapie, Heileurythmie, Psychotherapie, Heilpädagogik und Pharmazie.

Bislang gibt es zum meditativen Erkenntnisweg des Mediziners wenig Veröffentlichungen. Peter Selg hat 2006 eine umfassende Einführung in den Inhalt und auch die historischen Zusammenhänge publiziert. Hier soll nun versucht werden, diesem inneren Entwicklungsweg, seiner Komposition und Wirksamkeit für die praktisch-therapeutische Tätigkeit nachzugehen und auch die Frage nach seinem Zusammenhang mit dem meditativen Erkenntnisweg der Anthroposophie, wie er in den grundlegenden Schriften Rudolf Steiners dargestellt wird und sich in dem Erkenntnisweg der Freien Hochschule für Geisteswissenschaft verdichtet, zu berühren.

Der meditative Erkenntnisweg in der Heilkunst braucht Bescheidenheit und Geduld. Er führt vordergründig nicht zu weithin sichtbaren Ergebnissen oder herausragenden übersinnlichen Erfahrungen. Vielmehr geht er im Stillen mit Verwandlung und Vertiefung einher und trägt dazu bei, dass sich Inspirationen für das Verständnis der Krankheitsbilder als auch die therapeutische Arbeit ergeben, sich die Beziehungen zu den Patienten in ihren Lebens- und Schicksalssituationen vertiefen und eine die Heilungskräfte fördernde therapeutische Wirksamkeit entsteht. Damit ist er vor allem eine Anleitung zur Vertiefung der medizinisch-therapeutischen Hilfeleistung.

Die Heilkunst braucht das gemeinschaftliche Zusammenwirken, sei es in der kleinsten Gemeinschaft zwischen Patient und Arzt bzw. Therapeut oder der größeren im Zusammenwirken der therapeutischen Berufe. Insofern stellen sich Fragen nach deren Entwicklungsbedingungen und geistiger Orientierung. Der spirituell-ethische Entwicklungsweg der Anthroposophischen Medizin berührt diese Fragen nach dem therapeutischen Zusammenwirken und der sich daraus entwickelnden heilenden Wirksamkeit. Einige anthroposophische Krankenhäuser tragen in ihrem Namen die Bezeichnung «Gemeinschaftskrankenhaus» und weisen damit auf die Entwicklungsaufgabe therapeutischer Gemeinschaftsbildung.

So möchte diese kleine Schrift eine Verständnishilfe für die meditativen Anregungen Rudolf Steiners zur spirituellen Vertiefung der Heilkunst sein und praktische Hinweise für ihre Umsetzung im beruflichen Alltag geben. Sie richtet sich an therapeutisch und pharmazeutisch Tätige, die Fragen nach einer spirituellen Vertiefung des Berufes empfinden und hier nach Antworten suchen.

Es geht ein sehr herzlicher Dank an den Verlag für die sorgfältige Herausgabe der Schrift, ebenso an Dagmar Brauer, Stefan Langhammer und Georg Soldner für hilfreiche Anregungen.

Ostern 2023

Dr. Matthias Girke
Medizinische Sektion der Freien
Hochschule für Geisteswissenschaft
am Goetheanum

Meditativer Erkenntnisweg in der Heilkunst

Therapeutische Berufe brauchen nicht nur ihre professionelle Kompetenz, sondern auch eine ethisch-spirituelle. Denn die Heilkunst erschöpft sich nicht in den Fragen nach dem Wirksamen in der Therapie, sondern muss gleichermaßen nach dem für den Patienten Guten suchen. Damit verbindet sich mit der fachlichen Expertise und wissenschaftlichen Fragestellung eine moralische Qualität. In der Vergangenheit war die Medizin in das Mysterienwesen aufgenommen und eng mit dem religiösen Leben verbunden. In der beginnenden Neuzeit kam es zur «kopernikanischen Wende», indem sich die Medizin von diesem geistigen Hintergrund trennte und dem sinnlich erfassbaren Menschen zuwandte. Die naturwissenschaftliche Beschreibung des menschlichen Körpers und das medizinische Studium an der Leiche begann.

Die Anthroposophische Medizin fragt in ihrer praktischen Umsetzung nach einer Verbindung der Heilkunst mit der geistigen Welt und der von Ita Wegman ausgesprochene Impuls geht in die Richtung der Erneuerung der Mysterien[1]. Welche Bedeutung hat das Kranksein für den Menschen? Wie hängt es mit seiner Biografie, seinem Schicksal zusammen? Wie werden wir vor diesem großen Hintergrund im Zusammenwirken mit den Schicksalsmächten therapeutisch tätig? Und wie bildet sich in der Zusammenarbeit der verschiedenen Fachberufe eine therapeutisch wirksame Gemeinschaft?

In der praktischen Arbeit konzentriert sich das Bewusstsein auf die Erfordernisse und Arbeitsabläufe des Alltags. Dadurch rückt das Alltägliche in den Vordergrund und diejenigen Bereiche, aus denen wie aus unbekannten Tiefen die hilfreichen Inspirationen für das therapeutische Handeln kommen, treten in den Hintergrund. Das Bewusstsein öffnet sich den alltäglichen Problemen und verschließt sich gegenüber der inspirierenden geistigen Welt. Gute Einfälle, diagnostische und therapeutische Intuitionen brauchen eine innere Offenheit der Seele, ein Loslassen-Können aus den Eingrenzungen des stressbeladenen Alltags. Ein Übertreten der Schwelle in der Bewusstseinswelt, welche die Alltagsüberlegungen von den Bereichen trennt, aus denen die Inspirationen für die Arbeit kommen, kann nicht erzwungen werden. Gute Einfälle kommen nicht «auf Befehl», sondern dürfen erwartet werden. Bemühen und Geduld gehören deswegen zu den wesentlichen Voraussetzungen dieses Erkenntnisweges. Dieser kann die Seele für die geistige Welt öffnen und Intuitionen für die therapeutische Arbeit ermöglichen.

1 Erkennen und Heilen

Erkennen und Heilen scheinen zunächst einen Gegensatz zu bilden: Erkennen entwickelt sich in der Bewusstseinswelt des Menschen und führt zu neuen gedanklichen Einsichten und Perspektiven. Das Heilen vollzieht sich demgegenüber im Unbeobachtbaren, im Unterbewussten des Organismus. So können wir die Wundheilung äußerlich wahrnehmen und das Verschließen einer Wunde bemerken, aber nicht innerlich erfahren. Damit gehören die Erkenntnistätigkeit des Menschen und das Heilen unterschiedlichen Welten an, nämlich dem inneren Raum des geistig-seelischen Wesens und seiner Körperlichkeit.

Auf der anderen Seite zeigen sie aber auch ihre wechselseitige Beziehung. Wir können in unserem Leben Zusammenhänge erkennen und notwendige Schritte bewusst machen, die sich positiv und heilend im Leben auswirken, also das Heilen unterstützen. Änderungen in der Lebensführung, seelische Entwicklungsherausforderungen werden in ihrer gesundheitlichen Bedeutung erkannt und Heilungsprozesse dadurch gefördert. Begegnen wir dem Wahren, Schönen, erfahren wir Güte und begegnen damit dem Guten, so hat das eine gesundende Wirksamkeit. Rudolf Steiner spricht in diesem Zusammenhang von der heilungsfördernden Kraft der «Logik des Herzens», die das Wahre, Schöne und Gute erkennt.[2]

Umgekehrt entstehen durch das Gesunden und Heilen oftmals neue Sichtweisen und Erkenntnisse. Denn Heilen bedeutet nicht nur körperliches Gesunden, sondern gleichermaßen seelisches Reifen und geistige Entwicklung. Neue Einsichten entstehen und werden zu Erkenntnisfrüchten der durch die Erkrankung gereiften Persönlichkeit.

Im Erkennen und Heilen wirken dieselben Kräfte. So vollzieht sich das Heilen durch die Lebenskräfte des Organismus, deren Wirksamkeit wir z. B. in jeder Wundheilung beobachten. Es ist die Aktivität der menschlichen Lebensorganisation, die zum Gesunden führt. Ebenso finden sich die Lebenskräfte im Denken: Auch hier wird Neues geboren, entfalten sich schöpferische Kräfte, werden Zusammenhänge entwickelt und damit zahlreiche Lebensprozesse wirksam. Existenzielle Fragen können bedrücken, wie Wunden schmerzen und erfahren mit der Antwort, also einer neuen Erkenntnis ihre Heilung. Lebenskräfte wirken im Heilen und entfalten sich im Denken. Wir haben es mit einer Metamorphose des Lebendigen zu tun, das einmal im Organischen wirkt und hier zu den Lebenserscheinungen führt, das andere Mal im Denken erscheint und sich dem Licht des Bewusstseins zuwendet. Damit offenbaren das Leben des Organismus und das Licht des Denkens ihren Zusammenhang.

Diese beiden Qualitäten, Licht und Leben, werden durch die Wärme vermittelt. So kann die Wärme aus den Lebenskräften das Licht entwickeln: In der Verbrennung entsteht aus der organischen, dem Lebendigen entstammenden Substanz Wärme und Licht. Das Licht steht also in einer Beziehung zu den Lebensprozessen, vor allem – aber nicht nur – denen der Pflanzen. Wenn wir in gesunder Weise der Sonne begegnen, fördert ihr Licht Gesundungskräfte. Sonnenlichtmangel ist inzwischen als Risikofaktor bekannt, der in einer ähnlichen Größenordnung liegt wie das Rauchen.[3] So schenkt das Licht der Sonne Lebenskräfte für die Erde mit ihren Naturreichen und für den Menschen. Rudolf Steiner spricht hier von des «Lichtes Stoffgewalt»[4], die das Leben «aus der Erde unermesslich reichen Tiefen» zaubert.

Wärme ist für die Entwicklung lebender Organismen entscheidend. Als Brutwärme begleitet sie das aufkeimende Leben; als Verbrennungswärme verzehrt sie die lebentragende Substanz. Damit steht die Wärme zwischen dem Licht und dem Leben. Aber nicht nur das äußere Licht, sondern auch das innere Licht, das sich im Denken entfaltet und in der meditativen Arbeit wirkt, hat eine die Lebensorganisation fördernde, heilende Wirksamkeit. So können gute Ideen zu Idealen werden und Lebenskräfte schenken. Auf diese Zusammenhänge wird später noch hingewiesen.

Die Dreiheit von Licht, Wärme und Leben findet sich nicht nur im menschlichen Organismus, sondern auch in der meditativen Arbeit. Meditation wendet sich zum Licht. Wenn ein geistiger Inhalt im Bewusstsein lebt, so entwickelt sich ein innerlich erfahrbares Bewusstseinslicht. Die meditative Arbeit möchte vom Leben in Gedanken zum Leben in geistiger Wesenheit führen[5]. Damit trägt sie Lichtkräfte in einen vorher noch verhüllten Bereich: Aus der Finsternis, die in jeder ungelösten Fragestellung lebt oder uns so lange umgibt, wie die gewohnte Sinneserfahrung nicht das durch sie wirkende Geistige sichtbar werden lässt, kann sich Licht entwickeln. Im Erkennen leuchtet durch die begriffliche Bestimmung in der Sinneserfahrung anfänglich das geistige Wesen auf. Dieses Erkennen ist mit dem Michael-Impuls verbunden, der darin besteht, Lichtkräfte in einer vorbestehenden Finsternis zu entwickeln. Das äußere Licht macht vieles in der uns umgebenden Welt sichtbar, aber auch vieles unsichtbar. So wird der Sternenhimmel durch das aufgehende Tageslicht überstrahlt: Die Sinneswelt erscheint, die Sternenwelt verblasst. Entsprechend verdeckt das Licht in der Sinneswelt das geistige Licht, macht die geistige Welt finster. Durch das Denken finden wir das geistige Licht im Sinneslicht.

Der meditative Erkenntnisweg führt aber noch weiter. Das Tageslicht wird finster, indem das geistige Licht aufleuchtet. Wenn wir uns auf einen geistigen Inhalt konzentrieren, wie z. B. den Begriff eines Dreiecks, so geht im Bewusstsein der Begriffsinhalt als geistiges Licht auf, während die sichtbare Zeichnung eines Dreiecks verschwindet. Die gleiche Erfahrung machen wir auch in der Patientenbegegnung: Zunächst nehmen wir durch unsere

Sinnesorgane die äußere Erscheinung des Patienten wahr. Wenn er dann spricht, hören wir in sein Inneres; der äußere Sinneseindruck muss unsichtbar und wie finster werden. Wenn ich beim Zuhören auf die äußere Erscheinung wie die Haarfarbe oder das Hautkolorit achte, bin ich nicht beim Inhalt, der mir mitgeteilt wird, sondern von diesem abgelenkt. Die anderen Sinne müssen beim Zuhören schweigen, damit der Inhalt des Mitgeteilten aufgenommen werden kann.

In der Praxis der Anthroposophischen Medizin hat der meditative Erkenntnisweg eine zentrale Bedeutung. So wird er für den Therapeuten wesentlich, der durch die meditative Arbeit seine heilenden Kräfte weiterentwickeln will. Denn: Heilung besteht nicht nur in der Verabreichung von «Instrumenten», wie Arzneimitteln, Farben in der Maltherapie, Tönen in der Musik, sondern wirkt durch denjenigen, der sie «spielt». Vor diesem Hintergrund ist eine «menschenfreie», roboterisierte Heilkunst eine Fehlentwicklung, weil Heilen immer den anderen Menschen, den Künstler, der auf therapeutischen Instrumenten spielt, braucht und nicht durch ein apparatives Instrumentarium ersetzt werden kann. Selbstverständlich wollen wir auch eine zunehmend differenzierte Technik einsetzen. Keiner möchte sicher mit Operationsmethoden wie vor einhundert Jahren operiert werden. Aber auch diese Entwicklung der therapeutischen Instrumente braucht ihre «Künstler», um als wirkliche «Heilkunst» wirksam zu werden. Therapeutische Entwicklung geschieht einerseits durch das Leben und die Berufserfahrung. Die Patienten sind hier unsere Lehrmeister und wir kennen große Therapeuten, die sich durch ihre Tätigkeit und beruflichen Erfahrungen in bestaunenswertem Maße innerlich entwickelt haben. Diese Entwicklung wird nun im meditativen Übungsweg des Therapeuten bewusst angestrebt, um inspirationsfähig für den Heilbedarf des Patienten zu werden, gute therapeutische Entscheidungen zu treffen und diese durch einen gestärkten Heilerwillen wirksam werden zu lassen. Mit der Inaugurierung der Anthroposophischen Medizin wurden durch Rudolf Steiner ein meditativer Erkenntnisweg für Ärzte und Ärztinnen als auch Patientenmeditationen empfohlen[6], die therapeutische und heilungsfördernde Kräfte entwickeln.

2.1 Michael und Raphael

In den Darstellungen des Erzengel Michael berührt einen sein ernster Blick. Die Augen wenden sich nicht der Erscheinungswelt, sondern der geistigen Wesenswelt zu. Der Erkenntnisweg der Anthroposophie möchte das Geistige im Menschenwesen zu diesem Geistigen im Weltenall führen und ist demzufolge mit dem Michael-Wesen verbunden. Der Erkenntnisweg des Michael entwickelt den Menschen und möchte ihn von seiner vorläufigen Persönlichkeit mit all ihren Besonderheiten, Stärken und Schwächen zum wahren Menschen entwickeln. Dies klingt in dem Michael-Namen an. Er umfasst die Frage: «Wer ist wie Gott?», und ruft damit den Menschen auf, sich zu seinem idealistischen, gleichsam göttlichen Menschen zu entwickeln: «Jeder individuelle Mensch, kann man sagen, trägt der Anlage und Bestimmung nach einen reinen idealistischen Menschen in sich, mit dessen unveränderlicher Einheit in allen seinen Abwechslungen übereinzustimmen die große Aufgabe seines Daseins ist»,[7] formulierte es Friedrich Schiller. Auf der einen Seite steht die Aufforderung zur Selbstentwicklung, zur Selbsterkenntnis, die mit dem Michael-Wesen verbunden ist.

Auf der anderen Seite steht der meditative Erkenntnisweg mit den heilenden Kräften in Beziehung. Wir kennen gegenwärtig zahlreiche Studien zu den heilenden Kräften der Meditation. Sie kann bis in die zellulären Lebensprozesse wirken (die Telomerase-Aktivität wird durch die Meditation beeinflusst[8]), die chronische Entzündung, die zahlreiche chronische Erkrankungen begleitet, wie Diabetes mellitus, Arteriosklerose, Tumorerkrankungen, Depression, positiv verändern und auch den Blutdruck senken. Damit rückt die Bezeichnung «Meditation» in die Nähe des ihr nahestehenden lateinischen Wortes: «mederi», was «heilen» bedeutet. Meditation hat einerseits eine entscheidende Bedeutung für den inneren Erkenntnisweg, «der das Geistige im Menschenwesen zum Geistigen im Weltenall führen möchte»[9], und andererseits eine ebensolche für das Heilen.

Der meditative Erkenntnisweg hat also eine Beziehung zur Michael-Wesenheit und zum Raphael-Wesen, das seit alter Zeit mit dem Heilen verbunden ist. Das hebräische Wort «rafa» bedeutet so viel wie «heilen». «El» weist auf das Göttliche, Elohim, das im und durch das Heilen wirkt. Somit verbinden sich Licht und Leben in der meditativen Arbeit. Licht wendet sich zu den Bewusstseinskräften, ist also der Tagesseite verwandt, Heilen verläuft im Unterbewussten, war in frühen Zeiten mit dem Tempelschlaf verbunden, gehört also zur Nachtseite. Wir unterstützen durch die meditative Arbeit die Tages- und die Nachtwirksamkeit der Wesensglieder.

Beides wird nun durch die Wärme vermittelt. Meditation verlangt in gesteigertem Maße die innere Hingabe an einen Inhalt. Meditation ist «gesteigerte Hingabe», formulierte es Rudolf Steiner.[10] Auch erwähnte er die Beziehung zur Wärme: «Meditieren heißt, solche innere Wärme für diese scheinbar abstrakten Gedanken im Meditieren gewinnen, wie man sonst in der Welt gewinnt, wenn man ein liebendes Herz einer anderen Persönlichkeit oder irgendeinem Vorgange der Welt oder einem Ding der Welt zuwendet.»[11] Damit ist die eigentliche Substanz der Meditation mit der inneren Wärme, Hingabe und Liebe verwandt, die sich einmal mehr zum Licht, das andere Mal mehr zum Leben orientiert. Beides wirkt nicht getrennt voneinander: Es ist nicht gleichgültig, was innerlich bewegt und meditiert wird, sondern der geistige Inhalt, die Beziehung zur geistigen Wesenswelt wird durch die Hingabekraft der Meditation in die heilenden Lebenskräfte geführt.

2.2 Licht, Liebe, Leben

In den Lebensprozessen des Organismus bestehen Gesetzmäßigkeiten, die aufeinander abgestimmt und «wahr» sind. Wir bestaunen die unermessliche Weisheit in den lebenden Organismen, erkennen die «Geometrie des Lebendigen» in dem so häufig anzutreffenden Goldenen Schnitt z. B. in der Form eines Efeublattes. «Weisheit lebt im Licht»[12] und wirkt im Lebendigen. Wahrheit im Denken kann diese unterstützen und ihre weisheitsvolle Wirksamkeit in den Lebensprozessen fördern. Die Unwahrheit wirkt dagegen kränkend: «So sonderbar es für unser Zeitalter klingt, wahr ist es aber doch, dass bei Menschen, die viel lügen, zum Beispiel Wunden unter sonst gleichen Bedingungen schwerer zu heilen sind als bei wahrhaften Menschen ... Der Ätherleib des Menschen ist das eigentliche Lebensprinzip ..., was die Lebenskräfte enthalten muss. Diese werden aber untergraben durch die Lügenhaftigkeit.»[13] Umgekehrt fördert eine positive Seelenstimmung die Heilungsprozesse.[14] «Zufriedenheit ... verstärkt den Ätherleib in Bezug auf seine Lebenskraft [sodass] Wunden ... bei einem zufriedenen Menschen, der gewissen Anlass hat, leicht befriedigt zu sein, sich nicht viel aufzuregen über das, was ihm zustößt, leichter heilen bei ihm, als bei dem Grämlichen und Unzufriedenen, der sich über alles aufregt und von allem unbefriedigt weggeht.»[15] Eine «inhaltsfreie» Meditation kann vielleicht entspannen und zur Ruhe führen, ihr fehlt aber die Tiefe, die durch einen geistigen Inhalt entsteht. Der sorgsam gegangene Erkenntnisweg ist auch immer eine Quelle für das Gesunden. Licht, Liebe und Leben wirken in der Meditation und entwickeln ihren Zusammenhang zwischen Erkennen und Heilen. Und sie brauchen ihre Pflege: «Aber Ihr müsst ungeheuer ernst das medizinische Leben nehmen und das meditative Leben wirklich so kraftvoll in Euerer Seele gestalten, dass Ihr durch das meditative Leben eben anders sehen, anders die Welt ergreifen lernt.»[16]

Die meditative Arbeit ist, wie beschrieben, mit dem Licht des Erkennens und den Lebenskräften des Heilens verbunden und stellt sich in die Metamorphose, die sich zwischen beiden ausspannt. Im unteren Menschen, dem Stoffwechsel-Gliedmaßen-System, finden sich vor allem die Lebensprozesse der Regeneration, des Wachstums und der Erhaltung. Wir staunen über die Regenerationsfähigkeit der Leber, der Schleimhäute und auch über die immensen Lebensprozesse der Blutbildung. Im oberen Menschen, dem Nerven-Sinnes-System, entwickelt sich demgegenüber das Licht des Bewusstseins. Die Metamorphose von Leben in Licht, die «Ätherisation»[17], geschieht im Bereich des Herzens: In dem Fühlen entwickelt sich das erste träumende Bewusstseinslicht, dass dann in den Gedanken zur vollen Klarheit erwacht. Das Herz ist die Quelle eines aufkeimenden Lichtes, das auf der Grundlage des Nerven-Sinnes-Systems sich zu den intellektuellen Bewusstseinskräften entwickelt. Es ist aber auch mit der Wärme verbunden. In der Wärme vollzieht sich die Verwandlung von Leben in Licht. Wir sahen: In der Verbrennung befreit sich das Licht aus dem organischen Leben, in der Brutwärme verbindet sich das Licht mit dem aufkeimenden Leben. Die Wärme verbindet die geistige, moralische Ordnung der Welt mit der natürlichen.[18] Sie bildet eine Schwelle im menschlichen Organismus, an der sich das Licht des Bewusstseins mit dem Leben des Organismus begegnet.

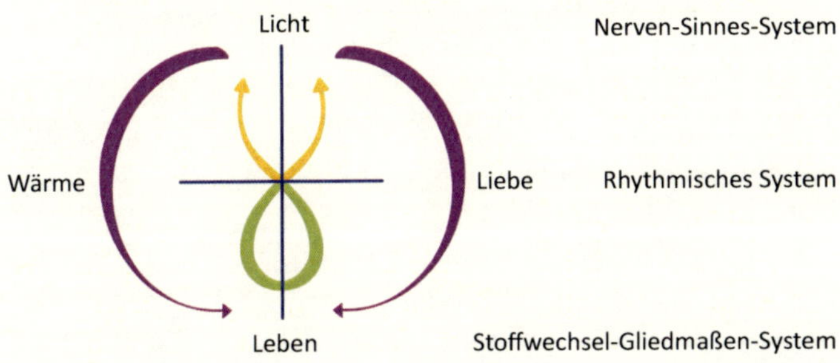

Abb. 1: Metamorphose von Lebens- in Denkkräfte im dreigliedrigen Organismus (wachender Mensch), grüne bzw. gelbe Linien. Lichtwirksamkeit im Lebendigen (schlafender Mensch), violette Pfeile.

In diese Metamorphose von Leben zu Licht über die Wärme des Herzens stellt sich die meditative Arbeit hinein und bildet eine Art Merkurstab, dessen Schlangenlinien sich aus der Welt des Lebendigen aufstrebend zur Bewusstseinswelt entwickeln (s. Abb. 1). Der meditative Erkenntnisweg möchte zu einem Licht führen, das eine vorbestehende Finsternis erhellt. Dieser Tagesseite der meditativen Tätigkeit steht dann ihre Nachtwirksamkeit gegenüber. Hier belebt das Licht die aufbauenden Lebenskräfte im Organismus: Der Weg führt von dem Lichtpol über das Herz zum Lebenspol und verstärkt die gesundenden Kräfte. In der Meditation wie im menschlichen Organismus begegnen sich das Wirken Michaels und Raphaels.

Das Herz ist im mittleren Menschen an dem sogenannten «Venenkreuz» fixiert: Die obere und untere Hohlvene begegnen sich im rechten, die Lungenvenen in ihrem mehr horizontalen Verlauf im linken Vorhof. In der Mitte dieses Venenkreuzes, das ständig vom Blut durchflossen wird, befindet sich das Herz und wird damit zum Mittelpunktsorgan der Metamorphose von Leben in Licht. Es ist das Abbild des Mysteriums von Golgatha im Menschen und der Auferstehungskräfte in ihrer Beziehung zum Christus-Wesen.

Eine zentrale Meditation des therapeutischen Erkenntnisweges bezieht sich auf die Wärme (s. Kap. 9: Die Wärmemeditation). Sie beginnt mit der Frage «Wie finde ich das Gute?» und führt von dem Erfahren der im Leibe wirksamen Elemente zu dem Ätherischen. Sie wird von Rudolf Steiner – einer Erinnerungsnotiz folgend – als der Weg des Mediziners zum ätherischen Christus bezeichnet.[19] Damit begleitet das Erzengelwirken von Raphael und Michael die Christus-Wirksamkeit im menschlichen Organismus und im meditativen Erkenntnisweg. Michael weist dem individuellen Menschen die Wege in die geistige Welt und führt ihn durch sein Licht in die auf freie Individualitäten gegründete Gemeinschaftsbildung. Raphael ist der Begleiter: er begleitet den Tobias auf seinem Weg[20] und zieht sich still zurück, wenn die Aufgabe erfüllt ist. Er ist als Erzengel den therapeutischen Gemeinschaftsbildungen verbunden, so können wir es ahnen. In beiden Kräften der Gemeinschaftsbildung, dem Licht des Hauptes und der den Willen impulsierenden Wirksamkeit des Herzens, lebt die Liebe als Kraft des Christus. Denn «Anthroposophie wächst nur auf dem Boden der Brüderlichkeit», bzw. – wie wir auch sagen können – Anthroposophische Medizin entwickelt und wächst nur auf dem Boden des geschwisterlichen Zusammenwirkens. Zwischen Licht und Leben stellt sich im menschlichen Organismus und in der makrokosmischen Welt die Liebe als Quelle und Werdekraft.

3 Der meditative Erkenntnisweg des Therapeuten

Therapeutisches Handeln gründet sich auf dem Wahrnehmen des Patienten, auf seiner klinischen Untersuchung. Es führt durch eine «brauchbare» Diagnose[21] zum Heilbedarf und zu den therapeutischen Maßnahmen. Damit beginnt der Weg beim kranken Menschen, geht zu den heilenden Kräften in den Naturreichen, im Makrokosmos, die dann – geeignet zubereitet – wiederum dem Patienten als Heilmittel zukommen.

Der meditative Erkenntnisweg des Therapeuten entwickelt sich entsprechend zwischen dem Mikrokosmos des Menschen und den Naturreichen, dem Makrokosmos, aus dem die heilenden Kräfte kommen. Damit möchte der therapeutisch orientierte Erkenntnisweg den Menschengeist zum Weltengeist führen und hieraus die heilenden Kräfte, den heilenden Geist entwickeln. Er gleicht damit dem Erkenntnisweg der Anthroposophie, wie er im ersten Leitsatz beschrieben ist: «Anthroposophie ist ein Erkenntnisweg, der das Geistige im Menschenwesen zum Geistigen im Weltenall führen möchte. Sie tritt im Menschen als Herzens- und Gefühlsbedürfnis auf. Sie muss ihre Rechtfertigung dadurch finden, dass sie diesem Bedürfnisse Befriedigung gewähren kann. Anerkennen kann Anthroposophie nur derjenige, der in ihr findet, was er aus seinem Gemüte heraus suchen muss. Anthroposophen können daher nur Menschen sein, die gewisse Fragen über das Wesen des Menschen und die Welt so als Lebensnotwendigkeit empfinden, wie man Hunger und Durst empfindet.» Dieser Hunger und Durst führt auch zum Entwicklungswunsch des Therapeuten, um im Sinne einer menschengemäßen Heilkunst zu wirken.

3.1 Wer spricht in den Meditationen des therapeutischen Entwicklungsweges?

Der meditative Entwicklungsweg, wie er für die Ärztinnen und Ärzte von Rudolf Steiner 1924 beschrieben wurde, beinhaltet Anleitungen zur Vertiefung des Verhältnisses des Menschen zur umgebenden Welt und spruchartige Meditationen. Viele Meditationen der Anthroposophie umfassen einen geistigen Inhalt, dem sich die innere Aufmerksamkeit zuwenden kann. Eine kurze Meditation, die auch in den esoterischen Unterweisungen für die jungen Ärzte und Ärztinnen 1924 erwähnt wurde, ist: «Weisheit lebt im Licht». Dabei kommt es nicht auf ihre intellektuelle «Erklärung» an, sondern auf das nachsinnende innere Erleben des Inhaltes und des Wortlautes, auf eine Art inneren Hörens: «Sie halten stille den Intellekt; Sie versetzen sich einfach in den Wortinhalt, den Sie innerlich, nicht äußerlich hören, als Wortinhalt hören.»[22] Der urteilende und erklärende Intellekt gehört zu unserem Tagesbewusstsein, also zu der Bewusstseinsinstanz unseres gegenwärtigen Erdenlebens. Wir brauchen ihn, um den Weg in die Meditation zu finden. Denn jede geistige Tätigkeit braucht einen Verständnis-Zugang und sollte nicht «blind» oder unreflektiert erfolgen. Man kann den Weg in die Meditation mit einem Gang in eine Kathedrale vergleichen, der durch ein Eingangstor führt, eine Schwelle überschreitet und im Innenraum sich in eine andere Qualität wandelt. Denn das empfindende Erleben des Inhaltes, das «Erfühlen des Denkens Hell oder Dunkel»[23], führt tiefer. In ihm lebt nicht nur das gewohnte «Alltags-Ich», sondern das tiefere, geistige Wesen des Menschen, das mit der geistigen Wesenswelt verbunden ist und durch die Inkarnationen geht.

Neben den Meditationen und Sprüchen, die einen bestimmten Inhalt in das Zentrum stellen, gibt es andere, die eine Ansprache an den Meditierenden enthalten, eine Frage stellen oder auch einen Anruf oder eine Aufforderung erklingen lassen. In der Grundsteinmeditation Rudolf Steiners wird die Menschenseele angerufen und es heißt dreimal «Übe». Die Seele wird zu einer Entwicklungsarbeit aufgefordert, um ihre Fähigkeiten zu verwandeln und immer mehr «wahrhaft Mensch» zu werden.

In vielen Meditationen des Erkenntnisweges in der Heilkunst finden sich ebenfalls Anrufe, so in den Mediziner-Meditationen «Schau in deiner Seele Leuchtekraft» oder «Fühle in des Fiebers Maß ...». Sie scheinen einen Bogen zu spannen, der von Aufforderungen zu einem geistigen Schauen ausgeht, dann zum aktiven Fühlen führt und schließlich eine Willensaktivität im Denken anspricht («Schiebe die Frühzeit in des Kindes Alter ...»).

Wer spricht in diesen Meditationen zum Menschen? In etlichen Meditationen ist es der Mensch selbst, der wie in einer Selbstbesinnung die Worte spricht (»Ich fühle meine Menschheit in meiner Wärme ...«). Wer aber spricht in den anderen Meditationen? In dem Erkenntnisweg der Freien Hochschule für Geisteswissenschaft, der mit dem Michael-Wesen verbunden ist, wird von den «Worten der Michael-Schule» gesprochen. Diese Mantren stehen also mit dem Michael-Wesen in Beziehung. Die therapeutisch orientierten Meditationen führen von dem erkennenden Geist zu dem heilenden Geist. Sie haben spezifische Ziele, wie z. B. die Beziehung zur Welt der Pflanzen zu vertiefen, zu einem umfassenderen Krankheitsverständnis und daraus zu einem Verstehen der Heilsubstanzen zu kommen oder auch im Heilerwillen den Heilbedarf des Patienten zu erschauen. Damit stehen diese Meditationen mit den heilenden Kräften in Beziehung, die in eine tiefe christliche Dimension weisen und mit der Wesenheit des Raphael verbunden sind.

Während Rudolf Steiner ausführlich von einer Michael-Schule und ihren geistigen Inhalten sprach[24], hat er – soweit bekannt – in seinen Vorträgen oder Publikationen keine Raphael-Schule erwähnt. Allerdings wird sie von Ita Wegman genannt.[25] Damit entsteht die Frage, inwieweit Raphael als der inspirierende und den Therapeuten anrufende Geist gesehen werden kann. Derartige Fragen vertragen keine schnellen und intellektuellen Antworten. Sie brauchen eine Zeit der Reifung und können dann die fragende Stimmung nach der Beziehung dieser Meditationen zum Raphael-Wesen entstehen lassen. Vieles wird dabei von dem Bemühen des Menschen selbst abhängen, ob sich eine Beziehung zu dem raphaelischen Geist der Heilkunst entwickelt.

Die drei Qualitäten Licht, Liebe und Leben können sich in der meditativen Arbeit entfalten: Im reinen Denken des Meditationsinhaltes lebt sein Sinn auf, geistig gesehen ein Licht. Die Besinnung auf dieses Licht ist eine erste Stufe der Meditation. Auf diese weist Rudolf Steiner in einer grundlegenden Darstellung der meditativen Praxis und nennt dabei die oben erwähnte Meditation «*Weisheit lebt im Licht*»[26]: «Diese Idee kann nicht von Sinneseindrücken herrühren, weil es den äußeren Sinnen nach nicht der Fall ist, daß die Weisheit im Licht lebt. In einem solchen Fall halten wir durch die Meditation den Gedanken so weit zurück, daß er sich nicht mit dem Gehirn verbindet. Wenn wir auf diese Weise eine innere Denktätigkeit entwickeln, die nicht mit dem Gehirn verbunden ist, werden wir durch die Wirkungen einer solchen Meditation auf unsere Seele fühlen, daß wir auf dem rechten Wege sind. Da wir bei dem meditativen Denken keinen Zerstörungsprozeß in unserem Nervensystem hervorrufen, macht uns ein solches meditatives Denken nie schläfrig, wenn es auch noch so lange fortgesetzt wird, was unser gewöhnliches Denken leicht tun kann. ... Wenn die innere Kraft des Denkens so entwickelt wird, ohne daß die Denkkraft den äußeren Körper benutzt, dann werden wir eine Kenntnis des inneren Lebens erlangen, werden unser wahres Selbst erkennen, unser höheres Ich.»

Eine nächste Stufe besteht im Erfühlen des Meditationsinhaltes. Wärmequalitäten kommen zur Klarheit des Lichtes hinzu. Das Fühlen kann sich durch Kräfte der Hingabe und des Verehrens für diese Stufe vorbereiten. Hierzu verändert Rudolf Steiner den Wortlaut der angeführten Meditation in «*Die Weisheit erstrahlt in dem Licht,* und wir fühlen uns inspiriert durch das Erstrahlen der Weisheit, wenn wir uns erhoben fühlen, wenn wir innerlich durchglüht sind von diesem Inhalt, wenn wir mit enthusiastischen Gefühlen darin leben und darüber meditieren können, dann haben wir etwas mehr vor unseren Seelen als Meditation in Gedanken.»

Schließlich wird die Willenswirksamkeit angesprochen. «Wir können weiterhin den Inhalt unserer Meditation mit den Impulsen des Willens auf eine solche Weise durchdringen, daß, wenn wir meditieren zum Beispiel über *Die Weisheit der Welt erstrahlet im Lichte*, wir jetzt wirklich fühlen können, ohne es äußerlich zu wollen, den Impuls unseres Willens verbunden mit jener Tätigkeit. Wir können unser eigenes Wesen mit der ausstrahlenden Kraft des Lichtes verbunden fühlen und können dieses Licht strahlen und vibrieren lassen durch die Welt. Wir müssen den Impuls unseres Willens mit dieser Meditation verbunden fühlen.»

Ein Meditationsinhalt bleibt nicht nur im Denken, sondern erreicht über die motivierende Kraft des Fühlens den Willen. Dadurch bekommt die meditative Tätigkeit eine Wirksamkeit im Leben, wird Gesinnung auch im beruflichen Alltag. Der geistige Erkenntnisweg wird gewissermaßen zur Lebenspraxis, das äußere Leben wie zum Abbild und Ausdruck des inneren Lebens.

Damit zeigt sich ein Zusammenhang zur leiblichen Entwicklung des Menschen: Sie betont in der frühen Kindheit zunächst den Kopf, nachfolgend vor allem den mittleren Menschen und abschließend das Stoffwechsel-Gliedmaßen-System. Der Mensch wächst somit in seiner Kindheit und Jugendzeit der Erde entgegen. Eine vergleichbare Geste finden wir bei der meditativen Arbeit: Sie führt das Lichtelement des Denkens in die Wärme und in das Fühlen des Rhythmischen Systems und erreicht schließlich die Willenswirksamkeit. Diese wird bei der medizinischen Meditation zu den therapeutischen Kräften, die den heilenden Geist zur Wirksamkeit bringen.

4.1 Entwicklung der Seelenkräfte

Für diese Stufen des meditativen Lebens sind vorbereitende Übungen möglich. Aufmerksamkeit und Konzentration sind entscheidend und bereiten die Seele des Menschen durch auf einfache Gegenstände und Themen gerichtete Konzentrationsübungen für diese Qualität der Meditation vor.

Für die zweite Stufe ist die Entwicklung des Fühlens entscheidend. Aus seinem selbstbezogenen Erleben kann es zur Hingabefähigkeit entwickelt werden und die Seele «sinnesorganartig» öffnen. In der Begegnung mit dem Patienten ist dieses «Hineinfühlen-Können» in den anderen Menschen von einer entscheidenden Bedeutung. Wenn wir etwas von der Welt oder auch vom anderen Menschen erfahren wollen, so braucht es die innere Ruhe, die nicht «Leere» meint, sondern zur erfüllten Stille wird. Die ersten Übungen in «Wie erlangt man Erkenntnisse der höheren Welten?» führen hierhin: «Schaffe dir Augenblicke innerer Ruhe und lerne in diesen Augenblicken das Wesentliche von dem Unwesentlichen unterscheiden.» Und dann kommen die methodischen Übungshinweise für diese kurzen Zeiten, in denen sich der Mensch aus dem Alltagsleben bewusst herausreißt, um diesem dadurch wiederum Kraft zu schenken, die sich sonst in stressbeladenen Alltagsaktivitäten erschöpft: «In dieser Zeit soll der Mensch sich vollständig herausreißen aus seinem Alltagsleben. Sein Gedanken-, sein Gefühlsleben soll da eine andere Färbung erhalten, als sie sonst haben. Er soll seine Freuden, seine Leiden, seine Sorgen, seine

Erfahrungen, seine Taten vor seiner Seele vorbeiziehen lassen. Und er soll sich dabei so stellen, dass er alles das, was er sonst erlebt, von einem höheren Gesichtspunkte aus ansieht, man denke nur einmal daran, wie man im gewöhnlichen Leben etwas ganz anders ansieht, was ein anderer erlebt oder getan hat, als was man selbst erlebt oder getan hat, das kann nicht anders sein. Denn mit dem, was man selbst erlebt oder tut, ist man verwoben; das Erlebnis oder die Tat eines anderen betrachtet man nur. Was man in den ausgesonderten Augenblicken anzustreben hat, ist nun, die eigenen Erlebnisse und Taten so anzuschauen, so zu beurteilen, als ob man sie nicht selbst, sondern als ob sie ein anderer erlebt oder getan hätte. Man stelle sich einmal vor: jemand habe einen schweren Schicksalsschlag erlebt. Wie anders steht er dem gegenüber als einem ganz gleichen Schicksalsschlage bei seinem Mitmenschen? Niemand kann das für unberechtigt halten. Es liegt in der menschlichen Natur. Und ähnlich wie in solchen außergewöhnlichen Fällen ist es in den alltäglichen Angelegenheiten des Lebens. Der Geheimschüler muss die Kraft suchen, sich selbst in gewissen Zeiten wie ein Fremder gegenüberzustehen.»[27] Dadurch wächst der innere Mensch und gewinnt an Kraft auf dem Weg der Selbsterkenntnis und Entwicklung des eigenen geistigen Wesens.

Für die Verstärkung des Willens gibt es zahlreiche Übungen. Sie beginnen bei der Wahl des richtigen (und umsetzbaren) Motivs des Handelns, üben die Umsetzung in das Tun wie auch die Treue zu einem einmal gefassten Entschluss und achten auf die Bedeutung als auch auf die Konsequenzen des eigenen Handelns für die Umgebung, die anderen Menschen.

Eine weitere wichtige Grundhaltung des meditativen Erkenntnisweges wird durch ein Bild beschrieben, das

Rudolf Steiner zu Beginn seines Entwicklungsbuches «Wie erlangt man Erkenntnisse der höheren Welten?» beschreibt: Der Erkenntnisweg führe durch das Tor der Demut auf den Pfad der Verehrung. Verehrung – gegenüber der Erkenntnis – bereitet neue Horizonte der Einsicht vor, während der sich leicht einstellende Hochmut mit der Überzeugung «Man hat es schließlich begriffen und selbst gefunden» Zufriedenheit, manchmal auch Stolz erzeugt und das weitere Erkenntnissuchen lähmt. Tiefere Erkenntnis ist eine Quelle von Freude, dem «Götterfunken», wie sie Friedrich Schiller charakterisierte. Wir können sie in der kindlichen Entwicklung in reiner Form erleben, wenn das Kind etwas entdeckt oder verstanden hat. Im späteren Leben geht diese Freude am Entdecken und Erkennen leicht in einen Hochmut über und verlangt die bewusste Schulung von Demut, von Verehrungskräften. Diese veranlagen in der Seele eine positive Grundhaltung.

Schließlich braucht es Offenheit, Unvoreingenommenheit und ein inneres Erwarten-Können. Nach jeder Meditation können Augenblicke der Stille und des wachen Erwartens erzeugt werden, in denen die geistige Welt inspirierend in die Seele wirken kann.

Fassen wir die vorbereitenden Übungen zusammen, so handelt es sich um

Konzentration
Verstärkung des Willens
Entwicklungen des Fühlens, Innere Ruhe, Hingabefähigkeit
Verehrung bzw. Positivität und
Unbefangenheit,
also die sog. Nebenübungen, die auch mit der zusammenfassenden Übung zur Harmonie von Denken,

Fühlen und Wollen die «Sechs Eigenschaften» genannt werden.[28, 29] Es sind Übungen, die den Menschen in der Entwicklung seiner Seelenkräfte unterstützen und ebenso auch die meditative Arbeit fördern.

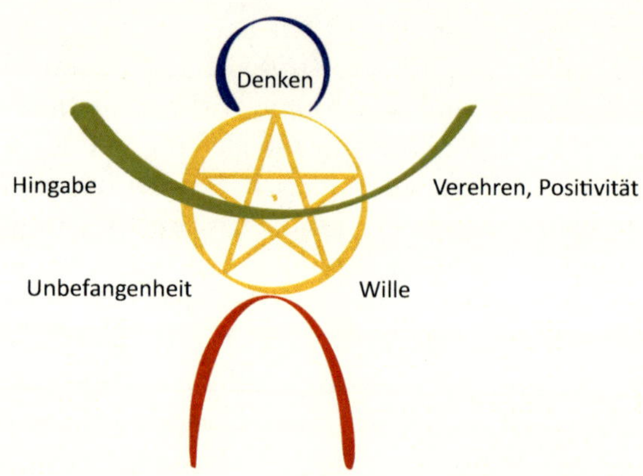

Abb. 2: Die «Sechs Eigenschaften» in ihrer Beziehung zur Meditation vor dem Hintergrund der Dreigliederung des Menschen.

Diese Sechs Eigenschaften fassen die Seelenfähigkeiten durch die sich entwickelnde Ich-Wirksamkeit im Denken, Fühlen und Wollen zusammen und bringen sie auf eine neue Stufe. Die zusammenfassende, verbindende Wirksamkeit entspricht im Organischen der Herzfunktion. Durch sie strömt das gesamte Blut des Organismus wie in einem Punkt zusammen. Alle Stoffwechselprozesse des Organismus prägen sich dem Blut ein, strömen dem Herzen zu und werden hier etwas zur Ruhe gebracht und einem Wahrnehmen zugeführt. Eine Art Bewusstseinslicht entsteht aus den Lebensprozessen. Insofern wird verständlich, dass die Sechs Eigenschaften die zwölfblättrige Lotusblume in der Gegend des Herzens entwickeln.

Sie haben eine für die Praxis wichtige Reihenfolge. Am Anfang steht die Konzentrationsübung als bewusst zu gestaltende geistige Tätigkeit. Das Entwickeln der einzelnen Gedanken ist ein geistiges Handeln, also eine Willensaktivität im Denken. Die Übungserfahrungen können von diesem Bereich inneren Handelns nun übertragen werden in das äußere Handeln.[30] Deswegen folgt in der Komposition der Sechs Eigenschaften nun die Willensübung. Erst wenn diese gepflegt wird, reicht die Kraft, um die Ausdrucksformen des Fühlens zu lenken, damit nicht Wellen unwillkürlicher Gefühlsregungen das Ich und seine Wirkensweisen überrollen. Mit den gestärkten drei Seelenkräften öffnet sich nun die Seele «nach außen», kann sich eine Weltsicht erarbeiten, die auf das Positive aufmerksam wird, ohne dass es von unterschiedlichen Empfindungen und Gefühlen verdeckt wird. Sie kann im Erfahren der Welt Unbefangenheit, Weltinteresse entwickeln und zu einer ständig «Lernenden» werden.

Die Sechs Eigenschaften stehen mit dem dreigliedrigen Wesen des Menschen in Beziehung. Die Übungen zum Denken und zur Konzentration sind mit dem Nerven-Sinnes-System verbunden. Es ermöglicht das gedankengetragene Bewusstsein. Im Fühlen geht es um die Ich-Wirksamkeit in der Seele, die – wie von Christian Morgenstern beschrieben – «der flutenden Empfindung Maß und Meister»[31] wird. Zum Fühlen gehört auch die Entwicklung eines positiven Weltblickes durch die Verbindung der Kräfte des Denkens mit dem Fühlen, zu dem hier auch das Verehren, das Aufblicken-Können zu einem Höheren gerechnet wird. Fühlen ist mit dem Rhythmischen System verbunden, in dem das Atmen der Seele zwischen der Innen- und Außenorientierung lebt.

Schließlich geht es um den Willen, so viel wie möglich vom Leben zu lernen, mit innerer Unbefangenheit der Welt zu begegnen. In dieser Übung verbindet sich das Denken mit dem Willen – so wird es in der Geheimwissenschaft Rudolf Steiners beschrieben. Damit steht diese Eigenschaft mit der eigentlichen Willensübung in Beziehung und ist mit dem Stoffwechsel-Gliedmaßen-System verbunden. Die Sechs Eigenschaften offenbaren demzufolge ihre Beziehung zum dreigliedrigen Wesen des Menschen (s. Abb. 2).

4.2 Heilende Wirksamkeit der Meditation

Geistige Einsichten und Perspektiven, welche im Zusammenhang mit der meditativen Arbeit die Seele inspirieren, haben stärkende Kräfte und «heilen» den astralischen Leib. Sie führen zu neuen Überzeugungen, Sichtweisen, an die wir «glauben», und stärken so den durch Zweifel und Lebensunsicherheiten belasteten astralischen Leib. Wir beobachten oftmals bei Patienten, wie eine neue Perspektive seelische Anspannung, Unruhe und Unsicherheit löst und damit die stressbeladene Seele heilt.

Die Wärme und die Kraft der Liebe ist besonders mit dem Heilen verbunden: «Die Liebe ist die größte Arznei» und stärkt dasjenige Wesensglied, das dem Heilen zugrunde liegt, den ätherischen Leib. Wärme-, Liebe- und Hingabequalitäten der Meditation haben also eine heilende Wirksamkeit auf die Lebensorganisation.

Lebenskräfte schenken dem Willen neue Kraft im Erfassen von Zielen. Sind diese gefunden, so entwickelt sich in der Seele Hoffnung. Hoffnung hat eine kräftigende, heilende Wirksamkeit auf den physischen Leib, manchmal auch auf den Verlauf einer Krankheit. Insofern entwickeln sich aus dem meditativen Arbeiten die gesundenden Kräfte für die Wesensglieder des Menschen.

Geistige Entwicklung ist mit dem Heilen verbunden. Diese heilenden Kräfte beziehen sich auf die eigenen Wesensglieder, können sich in der therapeutischen Begegnung mit dem Patienten entwickeln und auch für das Physische, Lebendige und Seelenhafte der Welt heilend wirken. Gedanken und Gefühle haben reale Wirksamkeiten wie unsere äußeren Handlungen – so können wir es in vielen Lebenssituationen und auch Begegnungen mit anderen Menschen bemerken. Es ist nicht bedeutungslos, ob dieser sich gesehen fühlt, wie wir über ihn denken oder in welcher Stimmung wir ihm begegnen. Insofern kommt der inneren, esoterischen Arbeit des Menschen in vieler Hinsicht eine große Bedeutung in der eigenen Seele, aber auch im Verhältnis zur Um- und Mitwelt zu. Sie kann zu einem geistigen Licht führen und dies in die Welt strahlen lassen. Es sind Sternen- bzw. Sonnenkräfte, die von dem Menschen ausgehen, der sich um sein Menschwerden bemüht und einen geistigen Entwicklungsweg beginnt.

Erst wenn ich Lichtes denke
leuchtet meine Seele,
erst wenn meine Seele leuchtet
ist die Erde ein Stern,
erst wenn die Erde ein Stern ist
bin ich wahrhaft Mensch

hat es Herbert Hahn in seinem tiefen Gedicht beschrieben.[32] Mit der meditativen Arbeit, die sich einer Wahrheit verbindet, also Lichtes denkt, entsteht eine Lichtqualität für die ätherische Welt. Als «Lichtquellen» werden sie von Rudolf Steiner in einem anderen Zusammenhang bezeichnet.[33] Damit hat die Entwicklung des Menschen nicht nur eine persönliche Bedeutung, sondern Konsequenzen für die Welt. Wenn dieses Licht nicht nur das Denken erleuchtet, sondern auch die Herzen erwärmt, dann entwickelt sich die Liebe zur Handlung und damit die innere Kraft, die die Vorhaben und Ziele in das Leben führen kann. Wir können also davon ausgehen, dass durch diese Lichtqualitäten, die sich in der Seele entwickeln, wenn es nicht nur bei abstrakten Ideen bleibt, sondern diese zu Idealen werden und das Handeln befeuern, dass dadurch die Erde geistig angesehen Leuchtekraft bekommt und in ihren Lebenskräften gestärkt wird. Äußerlich sprechen wir von dem blauen Planeten, der in den Weltenraum sein bläuliches Licht strahlt. Geistig angesehen kann die Erde durch die meditative Aktivität der Menschen ein geistiges Licht entwickeln und als Stern sichtbar werden.

5 Stufen des meditativen Entwicklungsweges

5.1 Natursinn entwickeln

Die erste Stufe des Entwicklungsweges beginnt mit der Ausbildung eines «Natursinnes», einer empfindungsmäßig vertieften Wahrnehmung der Natur: «Es handelt sich darum, gerade die feineren Prozesse in der Natur zu beobachten, dann wird man zu einer wirklichen Menschenerkenntnis kommen. Aber zu alldem gehört ein wirklich innerer Natursinn, ein Zusammenschauen können von Wärme, von Luftströmungen, von Lufterwärmungen, von Luftabkühlungen, vom Spiel der Sonnenstrahlen in Lufterwärmungen und Luftabkühlungen, des Wasserdunstes in der Atmosphäre, des wunderbaren Spieles des Taues am Morgen über den Blumen, an allen

Pflanzen, der wunderbaren Vorgänge, die sich abspielen, sagen wir in einem Gallapfel, der doch auch durch einen Wespenstich und eine Eiablagerung entsteht. Man muss aber das alles schon mit makroskopischen Blicken betrachten können. Dazu gehört Natursinn.»[34]

Es ist der Weg des goetheanistischen Naturerkennens, der beim Staunen beginnt und eine innere Haltung der Verehrung entwickelt, um schließlich die Zusammenhänge zu erfahren und sich dadurch mit dem Wesen der Welt zu verbinden.[35] Wir sind im Wahrnehmen der Welt an ein analysierendes Denken gewohnt, wollen wissen, wie das vor uns Erscheinende «funktioniert» und «aus was es zusammengesetzt ist». Die synthetisierende Denkweise fragt nicht primär nach den «Bausteinen», aus denen die Dinge der Welt «zusammengesetzt sind», sondern nach den größeren Zusammenhängen: Wie steht die Pflanze mit dem Umkreis in Verbindung, mit der Wärme, dem Licht, der Luft, der Feuchtigkeit und dem Festen? Sie fragt nach den Beziehungen zum Gesamten, zum Makrokosmos. Dieser Natursinn führt zu einer Blickwendung, verwandelt das analysierende und damit die Gesamtheit zerstörende Forschen zu einem Erfassen der Welt, das in gedanklicher Klarheit, mit Hilfe eines künstlerischen Sinnes zu einem re-ligere führen möchte. Zu ihm gehören verschiedene Übungen, auch diejenigen, die sich auf das Werden und Vergehen konzentrieren: «Der Anfang muss damit gemacht werden, die Aufmerksamkeit der Seele auf gewisse Vorgänge in der uns umgebenden Welt zu lenken. Solche Vorgänge sind das sprießende, wachsende und gedeihende Leben einerseits, und alle Erscheinungen, die mit Verblühen, Verwelken, Absterben zusammenhängen, andererseits. Überall, wohin der Mensch die Augen wendet, sind solche Vorgänge gleichzeitig vorhanden. Und überall rufen sie naturgemäß auch in dem Menschen Gefühle und Gedanken hervor. Aber nicht genug gibt sich unter gewöhnlichen Verhältnissen der Mensch diesen Gefühlen und Gedanken hin. Dazu eilt er viel zu rasch von einem Eindruck zum anderen. Es handelt sich darum, dass er intensiv die Aufmerksamkeit ganz bewusst auf diese Tatsachen lenke»[36] (s. S. 164 im Anhang).

Die sorgfältige Beobachtung der Blattmetamorphose z.B. einer Heilpflanze vertieft ebenfalls die Beziehung zum Lebendigen. Die denkende Aktivität verbindet sich dabei den lebendigen Gestaltungskräften der Pflanze und entwickelt eine nicht analytische, sondern meditative Erkenntnistätigkeit. Sie vereint den Menschen mit den Formverwandlungen des Lebendigen, also den «Werdetaten» in der Welt (s. Grundsteinmeditation, S. 178).

Auch in der Betrachtung eines Tautropfens und eines Schneekristalls können die makrokosmischen Bezüge aufleuchten. Dem Tautropfen oder auch dem herabfallenden Regentropfen steht der sternförmige Schneekristall polar gegenüber. Während sich die Tropfen dem Lebendigen zuwenden, zeigt die Geometrie der sechseckigen Schneekristalle, auf die schon Johannes Kepler (1571–1630) aufmerksam machte, ihre Beziehung zur Sternenwelt. Sternenkräfte kommen im Schneefall zur Erde und bedecken die Welt des Lebendigen, lassen das Wässrige zur geometrischen Sternenform «gerinnen». Im aufscheinenden Sonnenlicht erglänzt das Geistige in der klaren Kälte des Winters. Im Tropfen verbindet sich das Wässrige mit den aufbauenden Lebensprozessen und bringt die peripherisch-ätherischen Kräfte in den Lebensprozessen zur Wirksamkeit.

Während der Erkenntnisweg der Michael-Schule von der Sinneswelt in ihrer Größe und Erhabenheit ausgeht, um dann gewahr zu werden, wie das eigene geistige Wesen nicht in der Welt der Sinne, sondern im Verborgenen, Finsteren liegt, führt der raphaelische Weg zu einem liebevollen, innerlich anteilnehmenden Verhältnis gegenüber der Natur. Die analytische Betrachtungsweise bedingt – wie erwähnt – Auflösung und Zerstörung eines vorbestehenden lebendigen Zusammenhanges. Damit ist sie nicht für die Erkenntnis des Lebendigen geeignet. Es bedarf stattdessen eines «Makroskopierens», das das Einzelne in seinem Gesamtzusammenhang erkennt. «Erst wenn man in die Lage kommt, die Dinge hineinzustellen, die Wesen hineinzustellen in den ganzen kosmischen Zusammenhang, kommt man in die Lage, durch den Schleier der Natur durchzusehen auf die dahinterstehenden geistigen Kräfte.»[37] Es braucht ein der Welt zugewandtes, anteilnehmendes Verhältnis, das zum Erstaunen und Verwundern fähig ist und in Verehrung auf die Schöpfung blickt. In dieser besteht eine Harmonie geistigen Wirkens, die sich in der Sinneswelt offenbart. In gewissem Sinne zeigt der Makrokosmos ein «Urbild der Gesundheit», wenn wir es nicht zerstören. Der Mensch als sein mikrokosmisches Abbild kann erkranken und für die Heilung die gesundenden Kräfte aus dem Makrokosmos empfangen. Durch den Natursinn kann demzufolge auch ein Sich-Verbinden mit den gesundenden Kräften gelingen. Der Erkenntnisweg der Michael-Schule führt zunächst in die Seele, um sie zu verwandeln und ihren Geistkern der geistig-göttlichen Welt zu nähern; der andere, therapeutisch-raphaelische Weg in die Welt, um sich mit ihrem heilenden Geist zu verbinden.

5.2 Verbindung mit der Pflanzenwelt

Die Seelenkräfte des Menschen können auf verschiedene Weise entwickelt und verwandelt werden. Durch das Üben der «Sechs Eigenschaften»[38] wird die Ich-Wirksamkeit in Denken, Fühlen und Wollen verstärkt und der Mensch immer mehr zur Selbstwirksamkeit befähigt. Aber auch durch den Natursinn entwickelt sich die Seele, kann in der Begegnung mit der Pflanzenwelt ihre Kräfte verstärken und an der Natur gesunden.

Die Pflanze steht in ihrer Dreigliederung mit der elementarischen Welt und deren heilenden Geistern in Beziehung. Jochen Bockemühl[39] differenzierte die einzelnen Stufen der Blattmetamorphose: Zunächst bilden sich – meist dem Erdboden nah – Blätter mit langen Stielen aus. Die dem festen Element zugehörige Stängelbildung setzt sich in diesen Blattstielen fort. Ihnen folgen Gestaltungen, die v. a. die Blattfläche betonen. Dem «Stielen» folgt also das «Spreiten». Es ist ein Entwicklungsstadium des Blattes, in dem sich kräftige Lebensprozesse im flüssigen Element entfalten. Die runden Blätter der Seerose zeigen eindrucksvoll diese Beziehung zum wässrigen Element. An das Spreiten schließt sich das «Gliedern» an. Nun wirken Formkräfte in die Lebensprozesse des Blattes. Seine Substanzialität nimmt sich eher zurück, eine differenzierte Blattgestalt entsteht. Besonders fein gegliederte Blätter zeigen ihre Beziehung zur Luft und zum Licht. Goethe (1749–1832) beschrieb eindrucksvoll die gestaltende Kraft des Lichts: «Wie nun die Blätter hauptsächlich ihre erste Nahrung den mehr oder weniger modifizierten wässerichten Teilen zu verdanken haben, welche sie dem Stamme entziehen, so sind sie ihre größere Ausbildung und Verfeinerung dem Lichte und der Luft schuldig … so zeigen sich uns die Blätter der Pflanzen, die unter dem

Wasser wachsen, gröber organisiert als andere, der freien Luft ausgesetzte.»[40] Das Licht trägt Form und Gestaltung in das Lebendige. Schon die feinere Ausgestaltung der Pflanzen an lichtreichen Standorten gegenüber ihrem Wachsen im Schatten illustriert diesen Zusammenhang. «In der Tat sind alle Formen der Natur – einschließlich derjenigen des Kristallreiches – lichtgewoben», formulierte es Ernst Lehrs.[41] Schließlich schwindet die Blattfläche weiter: Blütennah entstehen zugespitzte Blätter durch den Prozess des «Spitzens». Diese sind oftmals nicht mehr so feucht wie die unteren Blätter der Pflanze, sondern zeigen schon etwas von der Trockenheit, die wir vielfach im Bereich der Blüte finden. Wärmeprozesse, die besonders anschaulich in der Blüte wirken, bestimmen diese spitzende Blattbildung. Im blütennahen Bereich nehmen die Wachstumsprozesse der Pflanze ab. Die Blüte selbst erscheint in ihren unterschiedlichen Blattkomponenten wie «zusammengeschoben». In die pflanzlichen Lebensprozesse wirkt phänomenologisch fassbar ein neues Prinzip: die Pflanze wird von dem Astralischen «berührt».

Mit den Beziehungen der sich entwickelnden Pflanze zu den Elementen sind geistige Wesen, die Elementargeister, verbunden und werden von Rudolf Steiner differenziert beschrieben und in einer Zeichnung zusammengefasst (s. Abb. 3). Eine frühere Menschheit hat sie in Sagen und Märchen imaginativ beschrieben, zahlreiche Menschen in der Gegenwart können sie wahrnehmen oder haben sie erinnerbar in ihrer Kindheit erfahren. Sie gehören nicht der dreidimensionalen Gegenstandswelt an, sondern sind mehr in dem beheimatet, was wir als Stimmungen in der Natur empfinden, die wir auch nicht mit den Augen «sehen», aber dennoch wahrnehmen.

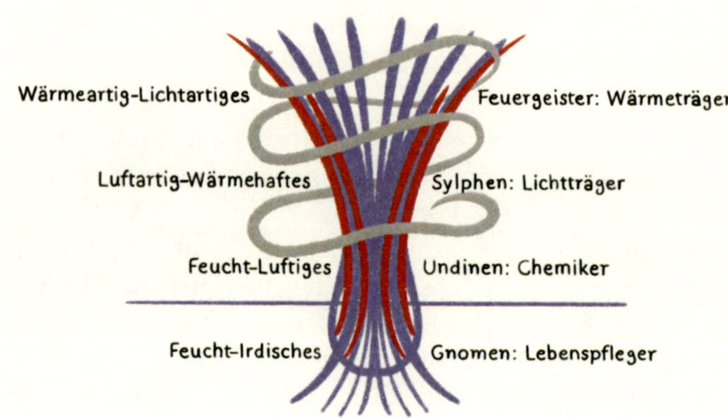

Abb. 3: Elementarisch-wesenhafte Wirksamkeiten in der Pflanze.[42]

Ihr heilenden Geister
Ihr verbindet euch
Dem Sulphursegen
Des Ätherduftes;

Ihr belebet euch
Im Aufstreben Merkurs
Dem Tautropfen
Des Wachsenden
Und Werdenden.

Ihr machet Halt
In dem Erdensalze
Das die Wurzel
Im Boden ernährt. –

Ich will mein Seelenwissen
Verbinden dem Feuer
Des Blütenduftes;

Ich will mein Seelenleben
Erregen am glitzernden Tropfen
Des Blättermorgens;

Ich will mein Seelensein
Erstarken an dem
Salzerhärtenden
Mit dem die Erde
Sorgsam die Wurzel pflegt. –

In der Blüte wirkt die Wärme, das Feuerelement. In ihrem umschlossenen Innenraum kann sich die Temperatur gegenüber der Umgebung erhöhen. Im Blütenduft strömt die Pflanze im Luftelement ihr Wesen in die Umgebung aus und empfängt die heilenden Geister, die sich mit diesem wärmeverbundenen Sulfursegen des Ätherduftes verbinden.

Im Blattbereich geht es um die belebenden Qualitäten. In der Meditation wird der merkuriale Tautropfen, also das in der Pflanze aufstrebende Wasser angesprochen, der im Licht des Morgens glitzert. Ein immer wieder eindrucksvolles Beispiel sind die so zahlreichen Tautropfen auf den Blättern des Frauenmantels: Sie sprechen von der nach der Nacht erholten Natur und «leuchten» im Licht, das nun mit dem erwachenden Tag in die Lebensprozesse dieser Pflanze dringt. «Die Blätter sind so vielgestaltet: sägeartig, weich, spitz, stumpf, gegliedert und so weiter. Nicht wahr, dafür sollte man sich ein feines Gefühl erwerben, für dieses Blatthafte in der Pflanze, denn damit beleben sich jene geistigen Wesenheiten, die durch den Duft sich heruntersenken. Und darin strahlt aus der Peripherie des Kosmos herein überall das Bestreben, tropfenförmig zu gestalten. Sehen Sie, da gibt es etwas, wodurch Sie ein wunderbares Gefühl erwerben für das, was eigentlich gestaltbildend aus dem Kosmos in dem Blättrigen enthalten ist: wenn Sie einfach Liebe entwickeln zum Anschauen des Blättrigen, wenn am Morgen die Pflanzen übersät sind mit den glitzernden Tautropfen. Denn diese Tautropfen in ihrer Wesenhaftigkeit spiegeln einfach das Bestreben der Peripherie, des Kosmos, im Pflanzlichen das Kugelige, das Tropfenförmige zu erzeugen. Der Tropfen ist es, der ganz und gar zugrunde liegt allem Blättrigen der Pflanze. Und würde nur das Peripherische, Kosmische an der Pflanze geistig tätig sein, so würde die Pflanze immer diese kugelige Gestalt bilden. Sie sehen, daß an Pflanzen das Kugelige besonders auftritt, wenn das Kosmische die Oberhand gewinnt, in mancher Beerenbildung und so weiter, auch in mancher Blattbildung, aber diese Tropfenbildung wird da sofort in Anspruch genommen von den irdischen Kräften. Der Tropfen wird nach den verschiedensten Seiten ausgezogen, und es entstehen die mannigfaltigsten Formen. Dieses Streben nach der Tropfenform findet sich mineralisch konzentriert im Quecksilber. Deshalb nannte man in der alten Medizin dieses Nach-dem- Tropfen-Streben das Merkuriale. Merkur war in der alten Medizin nicht Quecksilber, sondern das Nach-dem-Tropfen-Streben, das dynamische Streben nach dem Tropfen. Überall, wo das Streben nach dem Tropfen vorhanden ist, ist das Merkuriale.»[43]

Schließlich wirkt in der Wurzel das feste Element: Sie nimmt die Erdensalze auf, löst sie aus ihrem irdischen Zusammenhang. Die Erde ist die Pflegerin der lebenskräftigen Pflanzenwurzel.

Es handelt sich um drei große Imaginationen: dem Segen des Blütenduftes und seiner Feuerqualität, dem belebenden Tautropfen, der im Morgenlicht glitzert, und dem Erdensalze, mit dem die Erde die Wurzel pflegt. Durch das Feuer des Blütenduftes können sich die heilenden Geister mit dessen Sulfursegen verbinden, durch den glitzernden Tautropfen des «Blättermorgens» sich beleben und im Erdensalze, «das die Wurzel im Boden ernährt», ihr Leben zum Festen führen, also «Halt» machen im Erdensalze.

Bilder und Worte der Meditation wecken in der Seele innere Kräfte des geistigen Lebens. Es kommt darauf an, von dem intellektuellen Verstehen, dem «ideellen Abglanz» (Rudolf Steiner), zum Empfinden der Stimmung zu kommen, zum «Erfühlen des Denkens Hell oder Dunkel».[44] Das intellektuelle Verstehen ist eine wichtige Voraussetzung, bleibt aber noch im Alltagsbewusstsein, erreicht noch nicht tiefere Schichten der Meditation. «Dagegen heißt nun meditieren: ausschalten dieses intellektuelle Streben und den Meditationsinhalt zunächst so nehmen, wie er gegeben ist, rein, ich möchte sagen zunächst dem Wortlaute nach, so daß Sie, wenn Sie intellektuell an den Meditationsinhalt herangehen, bevor Sie den Meditationsinhalt in sich aufnehmen, Ihr Ich in Bewegung bringen, denn Sie denken nach über den Meditationsinhalt, Sie haben ihn außer sich. Wenn Sie den Meditationsinhalt, einfach wie er gegeben ist, in Ihrem Bewußtsein anwesend sein lassen, gar nicht nachdenken, sondern im Bewußtsein anwesend sein lassen, dann arbeitet in Ihnen nicht Ihr Ich aus der gegenwärtigen Inkarnation, sondern das aus der vergangenen. Sie halten stille den Intellekt; Sie versetzen sich einfach in den Wortinhalt, den Sie innerlich, nicht äußerlich hören, als Wortinhalt hören. In das versetzen Sie sich, und indem Sie sich in das versetzen, arbeitet im Meditationsinhalt Ihr innerer Mensch, der nicht derjenige ist der gegenwärtigen Inkarnation. Dadurch aber wird der Meditationsinhalt nicht zu etwas, was Sie verstehen sollen, sondern das real in Ihnen wirkt und so real in Ihnen arbeitet, daß Sie zuletzt gewahr werden, jetzt habe ich etwas erlebt, was ich früher nicht erleben konnte.»[45] Diese Vertiefung des intellektuellen Verstehens in das «Stimmungshafte» ist für die Wirksamkeit des Geistigen zentral: «Das möchte ich immer erreichen, daß wir nicht nur aus solchen Betrachtungen, wie den heute angestellten, wiederum gewissermaßen ein Wissen mitnehmen, sondern daß dieses Wissen sich umwandelt in Empfinden, in Fühlen»[46], so Rudolf Steiner in einem anderen Zusammenhang. Aus dem Gestimmtsein der Seele entwickeln sich Impulskräfte für die therapeutische Wirksamkeit. Eine abstrakte Idee ist «interessant», aber noch nicht unbedingt wirksam. Wenn sie als «Ideal» erkannt wird, kommt zu ihrem Licht die Wärme und die «Liebe zur Handlung». Jetzt entsteht Motivkraft in der Seele: das Licht der Idee wird über die Liebe zur Handlungsidee zur Lebenskraft im Tun.

Seelenwissen, Seelenleben, Seelensein

Die innere Entwicklung, wie sie in dem Schulungsbuch «Wie erlangt man Erkenntnisse der höheren Welten?»[47] dargestellt wird, umfasst zahlreiche Übungen, welche die Ich-Wirksamkeit in der Seele verstärken und die Kräfte des Denkens, Fühlens und Wollens entwickeln. Durch diesen Entwicklungsweg strahlen Licht, Liebe und Leben in die Seelenkräfte des Menschen.

Der raphaelische Weg bekommt demgegenüber eine andere Ausrichtung. Hier entwickeln sich die Seelenfähigkeiten in der Begegnung mit dem Lebendigen, z.B. mit der Pflanzenwelt. So verbindet sich das «Seelenwissen» mit dem «Feuer des Blütenduftes» durch die meditative Arbeit. Wir kennen das informative Wissen und nutzen große Datenbanken. Seelenwissen hat demgegenüber eine tiefere Dimension. Es stammt aus dem lebendigen Denken und der vorgeburtlichen Verbindung mit dem Makrokosmos. In der Seele des Menschen schlummern Kräfte, die in seiner Bewusstseinswelt kaum zur Erscheinung kommen. Der ätherische Leib wird vorgeburtlich um das seelisch geistige Wesen des Menschen gebildet. Durch die Verbindung mit dem physischen Leib, die «in geringem Maße während der Embryonalzeit, aber im höchsten Maße dann, wenn die Atmung eintritt, also bei der Geburt»[48] sich vollzieht, gibt er seine Kräfte, seine Verwandtschaft mit der Umgebung, an den astralischen Leib ab und nimmt die Konstitution des physischen Leibes an. Der astralische Leib ist dadurch innig verwandt mit dem, was der Mensch wissen kann. Im Schlaf tauchen wir mit dem astralischen Leib in die Umgebung unter, die nun verwandt ist mit diesem astralischen Leib und verwandt war mit dem ätherischen Leib. Sie bestätigt das Wissen in der Nacht. Wir müssen das Wissen durch den ganzen Menschen erwerben, sonst verstehen wir nicht dasjenige, was der astralische Leib zu uns aus dem Gespräch mit der Umgebung sagt. Durch den nächtlichen Verkehr mit den heilenden Ingredienzien erwächst der Drang nach wirklicher Hilfeleistung.

Seine ursprüngliche Verbindung mit dem Makrokosmos hinterlässt also ein weitgehend unterbewusstes «Wissen» von seinen Gesetzmäßigkeiten und Geheimnissen, das durch das helle Licht des Bewusstseins überstrahlt wird. Eine alte Heilkunst fand durch dieses «Seelenwissen» die geeigneten Heilpflanzen. Die Verwendung des Johanneskrautes bei depressiven Erkrankungen erfolgte nicht aufgrund einer Wirkstoffanalyse, sondern aufgrund intuitiven Wissens, dem Wissen in den Tiefen der Seele. Durch die meditative Verbindung mit den sulfurischen Feuerqualitäten des Blütenduftes kann es belebt werden und sich mit den heilenden Geistern verbinden. Während der Michael-Weg die Seelenkräfte verwandelt und das noch nicht Menschliche in ihnen überwindet, werden sie durch den Raphael-Weg in der Begegnung mit den heilenden Geistern der Pflanzenwelt gestärkt und gesundet. Im Alltagsbewusstsein steht dieses intuitive «Wissen» in der Gefahr, abstrakt zu werden. Dann belebt es nicht, sondern wirkt ertötend. Nun kommt es darauf an, dieses Seelenwissen mit dem Feuer des Blütenduftes zu verbinden. Feuer ist dem Willen verwandt. In die Welt des abstrakten und schattenhaften Gedankenlebens zieht die Wärmequalität, ja das Feuer des Blütenduftes ein.

Das Leben der Seele steht mit dem Fühlen in Beziehung. Leben hat eine schöpferische, atmende Qualität. Es zeigt sich in der schöpferischen Seelentätigkeit, die nicht durch fertige Gedanken bestimmt ist, sondern – ähnlich der Blattmetamorphose – Motive «fantasievoll» umspielt. Wenn ich ein Dreieck vorstelle, so kann ich es schöpferisch nach Größe und Form verwandeln. Dabei zwingt nicht der Begriff des Dreiecks in die stumpf- oder spitzwinklige Form, sondern ich kann mit exakter Fantasie die Formverwandlungen vornehmen und mit den Vorstellungen schöpferisch umgehen. Dieser Verwandlungsvorgang kann eine künstlerische Qualität bekommen und in unterschiedlichem zeitlichen Ablauf zu den verschiedensten Dreiecksformen führen. Das Seelenleben entfaltet sich damit nicht nur im vorstellenden Denken, sondern verbindet sich mit dem Fühlen. Dabei wird eine immense Lebenskraft der Seele erlebbar, die zu schöpferischem Gestalten und Entwickeln befähigt. «Geprägte Form, die lebend sich entwickelt», nannte es Goethe. Wir begegnen diesem Seelenleben auch, wenn sich ein

Gedanke durch das Fühlen belebt und sich von der Idee zum befeuernden Ideal wandelt.

Aber auch beim Fühlen kommen nur die oberflächlichen Schichten zum traumartigen Bewusstsein, sein eigentliches Leben bleibt unter der Schwelle. Die schöpferische Lebenskraft des Fühlens, das Seelenleben, kann erregt werden durch den glitzernden Tropfen des «Blättermorgens». Wenn am frühen Morgen die Tautropfen auf den Blättern glitzern, so entwickelt diese Morgenstimmung, dieser «Blättermorgen», ein tiefes Erlebnis in der Seele. Während bei der Blüte die Wärme angesprochen wird, so erglänzt am Tautropfen das Licht und verstärkt die Lebenskräfte der Seele. Sie wirken in den bewegenden und befeuernden Kräften der Ideale, in der liebevollen Hinwendung zum Patienten und in der Kraft zur Hilfeleistung.

Die Seinskräfte der Seele sind mit dem Wollen verbunden. Gedanken sind oftmals blass, Gefühle schaffen noch keine Wirklichkeit. Erst der Wille kann das leisten und zum Sein führen. In ihm leben also Seinskräfte. Sie können durch das Salzerhärtende des Bodens erstarken, mit dem die «Erde sorgsam die Wurzel pflegt». Therapeutische Kräfte und der Wille zum Heilen entwickeln sich.

So wird das Denken durch denjenigen Bereich der Pflanze angesprochen, der nicht ihrem Nerven-Sinnes-System entspricht, sondern zu ihrem Stoffwechsel-Gliedmaßen-System gehört. Das Fühlen, das Seelenleben wird erregt durch den «Blättermorgen» des atmenden Blattes, ihres rhythmischen Systems, das Seelensein erstarkt durch die Wirksamkeit des Erdensalzes im Zusammenhang mit der Pflanzenwurzel, ihrem Nerven-Sinnes-System. Es ist ein zunehmendes Verdichten von dem feurig-luftartigen Blütenduft über den wässrigen Tautropfen bis zum Salzerhärtenden.

Die Seelenkräfte verbinden sich mit der vom heilenden Geist der Elementarwesen durchwirkten Pflanze und erfahren dadurch ihre Erquickung. Die dreigliedrige Pflanze durchwärmt, belebt und verstärkt die Seelenkräfte, wenn sich der Mensch mit ihr verbinden will:

Suchst du das Höchste, das Größte,
die Pflanze kann es dich lehren,
was sie willenlos ist,
sei du es wollend,
das ist's.[49]

Die Stimmung in diesem Ausspruch Schillers weist auf die Wachstums- und Entwicklungskräfte für die Seele, welche sie in der Verbindung mit der Pflanzenwelt erfahren kann. Der Arzt, der Therapeut oder auch Pharmazeut bereitet sich durch die meditative Arbeit für die Verbindung mit den heilenden Kräften vor, «so dass tatsächlich mit demjenigen im Leben des Menschen, das in den Schlaf hineinführt, das medizinische Wissen innig zusammenhängt. Und sehen Sie, es ist nun wirklich so, dass gerade aus solchen Dingen die Überzeugung erwachsen muss, dass das medizinische Studium durch den ganzen Menschen, und zwar durch den lebendigen, fühlenden Menschen erworben werden muss. Denn bei diesem nächtlichen Verkehr mit den heilenden Ingredienzien erwächst noch etwas anderes, was durch das Dialektische wirklich niemals erworben werden kann: Der Drang nach wirklicher Hilfeleistung. Ohne den Drang, das Gefühl des Arztes, ohne den Anteil an dem Menschen, den er heilen soll, ohne diesen Drang nach persönlicher Hilfeleistung gibt es eigentlich im Grunde keine Heilung.»[49a]

Die Heilungsprozesse sind mit dem Schlaf, nicht mit dem Wachen verbunden. Auch der raphaelische Entwicklungsweg des Therapeuten zeigt – im Unterschied zum «Taggeist» Michael[50] – diese Beziehung zur Nacht in ihrer Verbindung mit dem Makrokosmos.

5.3 Den Elementen begegnen

Ein nächster Schritt führt von der Begegnung mit der Pflanze als Trägerin des Lebendigen nun zur ätherisch-elementarischen Welt, aus der die Pflanze durch ihre Beziehung zu Erde, Wasser, Luft/Licht und Wärme gebildet ist. Es geht also einen Schritt weiter. Die Elemente werden von Rudolf Steiner innerhalb des Kurses zur meditativen Vertiefung der Heilkunst oftmals erwähnt und sind wie die Basis der Anthropologie. Schon der erste Vortrag weist auf ihr Wirken im menschlichen Organismus und ihre Beziehung zu den Wesensgliedern. Nun werden die Beziehungen der Elemente zu den Ätherarten wesentlich. Die ätherischen Qualitäten orientieren sich zur Sonne, die Elemente verdichten sich in ihrer Beziehung zur Erde. Von der Sonne kommt das Licht und strömt der Pflanzenwelt zu. Sie wurde von Gerbert Grohmann (1897–1957) deswegen als «Licht-Sinnesorgan der Erde»[51] bezeichnet. Sonne wirkt aber auch in den chemischen Kräften der Stoffsynthesen in lebenden Organismen, die energetisch auf sie angewiesen sind, sich in rhythmischen Prozessen und nach «musikalisch» geordneten Zahlenverhältnissen vollziehen. Sonnenkräfte sind schließlich mit den Lebenskräften der Pflanzen verbunden, die zur photosynthetischen Substanzbildung führen. Die Wärme der Sonne trägt somit die Ätherarten von Licht, Chemismus und Leben.[52] Demgegenüber verdichten sich die Elemente in der Erdenwelt und konstituieren die Naturreiche.

Die Wärme steht in der Mitte zwischen den sonnenverwandten ätherischen Kräften und den der Erde zugehörigen Elementen. Sie trägt in ihrem Wesen den zur Sonne gehörenden Wärmeäther als auch die irdisch-elementare Wärme.

Elemente und Ätherarten

Das Licht durchleuchtet die Luft. Als Lichtäther bringt dieses Lebensprinzip das Geistige in die räumliche Erscheinung. Licht und die lichtdurchlässige Luft zeigen ihre wesensmäßige Beziehung: Wenn wir die Hand durch die sonnerhellte Luft bewegen, so ertasten wir beim Bewegen das Luftelement. Gleichzeitig wird sie vom Licht beschienen, das sie sichtbar macht. Das Wehen des Windes wird erspürt, die Weisheit der Welt wird sichtbar und offenbart sich durch das Licht.

Chemische Kräfte sind dagegen mit dem wässrigen Element verbunden. Obgleich sich im Wässrigen das Feste lösen kann und dessen Strukturen verschwinden, erscheint eine neue Ordnungs- und Gestaltungskraft: Chemische Reaktionen vollziehen sich besonders im Flüssigen, sie erfolgen zahlenmäßig geordnet und führen zu Stoffverbindungen, in denen die Musikalität des Periodensystems und die Intervallverhältnisse der Musik leben. Zahlenverhältnisse der planetaren und kosmischen Sphären ertönen im Klang der Sphärenharmonie und führen in der Stoffeswelt zu den Substanzverbindungen. Jeder Stoff ist dabei ein zur Ruhe gekommener Prozess, der meist aus der Phase des Wässrigen zur festen Substanz führt. Im Flüssigen begegnen wir also zahlenmäßig gestaltenden Kräften, dem chemischen Äther (der aus diesen Gründen auch die Bezeichnung Klang- oder Zahlenäther trägt).

Der Lebensäther führt schließlich das Lebendige bis in die feste Substanz. Er ist der «kräftigste» Äther. Wenn sich aus der weitgehend flüssigen embryonalen Anlage des Menschen in ihrer weiteren Entwicklung Knochengewebe bildet und damit das Leben in die substanzielle Verfestigung führt, wirkt der Lebensäther.

Die äußere physische Wärme und ihre innere ätherische Kraft, die das keimende Leben begleitet und zur Entfaltung bringt, gehören qualitativ eng zusammen. Dabei ist der Wärmeäther die weisheitsvoll schaffende Bildekraft, die das organische Leben entstehen lässt. In der Brutwärme lebt der Wille zum Werden und Entwickeln des Organismus. Sie umfasst bereits dessen umfassende Weisheit. Es ist die geistige Situation der kosmologischen Saturnentwicklung, in der sich durch die opfernde Tätigkeit der Geister des Willens die (Wärme-)Anlage des physischen Leibes bildete.[53] Die wärmeätherische Kraft wirkt in der elementarischen Wärme und ist ihr damit nahe verwandt.

Der Unterschied zwischen Luft und Licht ist größer: Wir spüren den Luftzug, den Wind, während das Licht von ihnen unabhängig durch diese Luftbewegungen scheint. Ebenso unterscheidet sich die substanzbildende, musikalisch geordnete chemische Wirksamkeit, die sich als übersinnliches Prinzip im Flüssigen vollzieht, von dem Elementarisch-Wässrigen. Die lebensätherische Kraft führt bis in die feste Substanz und zeigt in dieser Zusammengehörigkeit den größten qualitativen Unterschied. Hier stellt sich der wägbare und der Schwere unterliegende Stoff der mit der Leichte verbundenen ätherischen Lebenskraft gegenüber.

Während sich die Elemente zunehmend verdichten

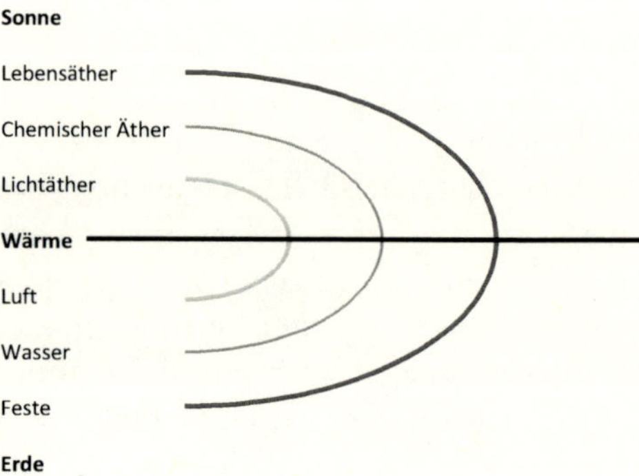

a)

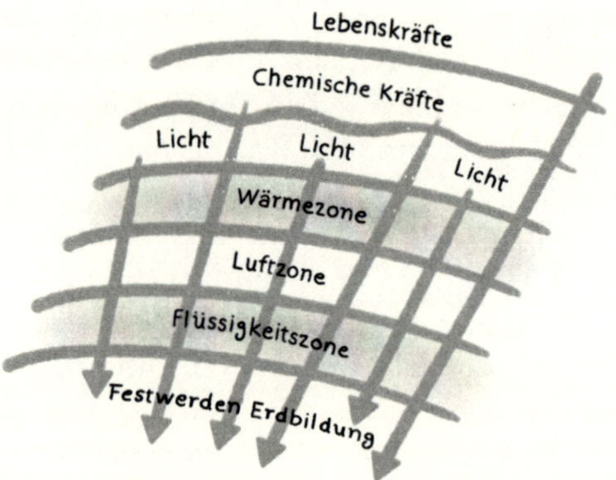

b)

Abb. 4 a) und b): Elemente und Ätherarten: Ihre wechselseitigen Beziehungen (a) und ihre Wirksamkeit in der Erdatmosphäre (b)[55] (Originale Waldtafelzeichnung Rudolf Steiners s. Abb. 23).

und damit zur Erde orientieren, stehen die ätherischen Qualitäten des Lebendigen mit der Sonne in Beziehung. Von ihr kommt die Wärme, strahlt das Licht, ertönt in «Brudersphären Wettgesang»[54] die Sphärenmusik in den unterschiedlichen planetarischen Rhythmen und strömt die Lebenskraft. Ätherarten sind zur Sonne orientiert, die ihnen gegenüber verdichteten Elemente demgegenüber zur Erde und stehen dabei in der beschriebenen wechselseitigen Beziehung:

Die elementarisch-ätherische Wirksamkeit lebt in der atmosphärischen Hülle der Erde. Im Ersten Ärztekurs weist Steiner auf diese Zusammenhänge und sagt verblüffenderweise die zwischenzeitlich längst bekannte Thermosphäre voraus: «Wenn Sie sich vorstellen: hier haben wir die Erde, die Erde ist umgeben von Luft, da über der Luft kommt was anderes. Was da über der Luft kommt, das ist zunächst dasjenige, was man als eine Art Wärmemantel der Erde bezeichnen könnte. Es würde sich nämlich herausstellen, wenn man den Weg von der Erde ab machen würde, daß man zu ganz anderen Wärmeverhältnissen kommen würde, die die Leute sehr überraschen würden gegenüber den irdischen Wärmeverhältnissen. Es spielt in einiger Entfernung von der Erde dasjenige, was in den Wärmekräften liegt, eine ähnliche Rolle, wie unterhalb dieses Wärmemantels die Atmosphäre selber spielt.»[56]

In einem Notizbuch Rudolf Steiners findet sich eine Meditation, welche die Elemente mit den Ätherarten, die elementarische, zur Erde orientierte Welt mit dem Ätherischen, das in Beziehung zur Sonne steht, verbindet. Sie wird mit «Januar 1924» datiert und steht offensichtlich im zeitlichen Zusammenhang mit dem Weihnachtskurs für die jungen Mediziner:

Erlebe das Feuer
Du wandelst mit dem Sonnenwesen. Wärme ♄
Erlebe die Luft
Du wandelst mit dem Sonnenlicht. Licht ☉
Erlebe das Wasser
Du wandelst mit dem Sonnenwirken. Chem. ☽
Erlebe die Erde
Du wandelst mit dem Sonnenleben. ♂ ☿

Januar 1924[57]

Notizbuch

In der Abfolge dieser Zeilen drückt sich die kosmologische Entwicklung aus. Diese beginnt in der geisteswissenschaftlichen Beschreibung mit der Wärme des Saturns, führt über die Sonnenwelt von Licht und Luft zum Mondenzustand (Wasser und Chemismus) bis zur festen Erde und dem zu ihr gehörenden Lebensäther.[58] Entsprechend werden die Planetenzeichen von Rudolf Steiner in seinem Notizbuch vermerkt.

Diese durch die Elemente führende kosmische Entwicklung finden wir in den mikrokosmischen Prozessen der Leibbildung, des Wachsens und des Heilens wieder. So brauchen organische Bilde- und Regenerationskräfte die Wärme für ihre Entfaltung, Kälte lähmt sie hingegen ab. Sie sind des Weiteren auf das Atmen und die lichtartigen Gestaltungskräfte angewiesen. Regenerationsprozesse brauchen ein Sauerstoffmilieu, anderenfalls entstehen z.B. die ischämischen Störungen der Wundheilung. Mit der Luft sind die lichtverwandten Gestaltungskräfte verbunden. Ohne sie kommt es zu Entdifferenzierung und Gestaltverlust, zur keloidalen Wucherung der Wunde wie zum Differenzierungsverlust bei der Tumorerkrankung mit ihrer gestörten Atmung (Warburg-Effekt, s. S. 84). In der feuchten, wässrigen Phase wirken in den chemischen Prozessen musikalische Zahlenverhältnisse. Aus dem Flüssigen verdichten sich dann die Gewebe bis zum festen Organ. So ist die große kosmologische Evolution in den Bildeprozessen anwesend und nicht nur von «geschichtlicher», sondern auch aktueller Bedeutung.

Diese Kosmologie der Weltentstehung begegnet uns später noch einmal, wenn es um die gesundenden Kräfte und um das Schauen des Heilbedarfes des Patienten geht.

5.4 Die Elemente in ihrer Beziehung zum moralischen Wesen des Menschen

Die Elemente sind nicht vom inneren, seelisch-geistigen Menschen getrennt. Sie haben nicht nur eine elementarische, sondern auch eine moralische Dimension. Insofern setzt sich nun der Weg durch die Elemente mit ihren Beziehungen zu den moralischen und seelischen Qualitäten des Menschen fort.

Im Feuer lebt der Wille: Willensprozesse sind im Menschen mit dem Energie- und «Feuerstoffwechsel» verbunden. Unsere Willenshandlungen gehen mit Wärmebildung einher, können von seelischer Wärme und Hingabe an das Tun begleitet und geistig durch das Begeisterungsfeuer inspiriert sein. Die äußere Erscheinung des Feuers ist innerlich angesehen Wille.

In der Luft entfaltet sich Dynamik, Luftströmung und Wind sind spürbar. Wenn wir auf einem freien Feld stehen und die frische Luft einatmen, spüren wir ihre belebende Kraft. Wir kommen mit der Einatmung zu uns und entfalten neue Kräfte. «Ich fühle Mut mich in die Welt zu wagen»[59], heißt es hierzu passend in Goethes Faust. Der eingeatmete Sauerstoff verbindet sich mit dem Wärmestoffwechsel der Gewebeatmung. Wie eine Flamme durch die Luftzufuhr an Kraft gewinnt, so kommen belebende Mutkräfte durch die Einatmung in den mit den Wärmeprozessen verbundenen Willen. Wenn wir uns «ein Herz fassen», um etwas zu wagen, geht dem Handeln meist ein kräftiges und kraftschenkendes Einatmen voraus. Moralisch angesehen ist das innere Wesen der Luft Mut. «Luft werdet Ihr in Euerer Wesenheit nur erleben, wenn Ihr sie erlebt als Mut. Überall wo Wind auftritt, wehender Wind in der Natur, werdet Ihr ihn in Euerer eigenen Seele als Mut empfinden. Also, was Ihr seht in der äußeren Natur als Luft, das ist Mut. Mut ist Luft. Das sollt Ihr in Euerer Seele miterleben. ... Geht Ihr über zu dem, was das Wesen der Atmung ist, fühlt Ihr, wie in der Atmung das Luftförmige des Menschen in der Zirkulationsströmung ist, dann werdet Ihr alles dasjenige, was im Menschen Aktivität ist, was den Menschen hinleitet in die Außenwelt, um sich in der Außenwelt geltend zu machen, das werdet Ihr erkennen in dem Luftförmigen, in der Aktion des Luftförmigen im Menschen. Und Ihr werdet aus mancherlei Erscheinungen der Natur zu lernen suchen dasjenige, was mit der Luft im Menschen selber vor sich geht.»[60]

Im Wasser lebt die Empfindung. Wenn wir den festen Boden verlassen und uns auf dem Wasser befinden, bemerken wir eine feine Änderung der Bewusstseinsverfassung. Die konturierte und exakte Denkweise nimmt sich zurück, es entwickelt sich eine leicht träumende Qualität. Als empfindende Menschen sind wir nicht so wach wie als denkende, sondern sind leicht träumend. Ein Ähnliches beobachtet man beim Blick auf das strömende, in Wellen bewegte Wasser: Die Seelenverfassung ändert sich, die wache Gedankenwelt tritt in den Hintergrund und ein fühlendes Mitgehen mit den Bewegungen des Wassers entsteht als Seelenstimmung. Empfindendes

Fühlen wird in seiner Beziehung zum wässrigen Element erlebt. Auch innerhalb des Organismus besteht eine ähnliche Beziehung: Unser Fühlen und Empfinden beeinflusst die Drüsentätigkeit, das durch den Organismus fließende Blut, die Ausscheidungsfunktion der Nieren. Empfinden und Fühlen sind somit auch mit dem wässrigen Element unseres Leibes verbunden. Dabei tönt die Seele mit der ausgeatmeten Luft nach außen und wirkt in der Flüssigkeit des Organismus nach innen. Diese Beziehung reicht aber tiefer. Im Wässrigen wirkt das Fühlen, vor allem in der umfassenden Musikalität chemischer Prozesse. Deren Zahlenverhältnisse entsprechen musikalischen Intervallen: So lebt im H_2O das Verhältnis von 2 zu 1, das bei entsprechendem Saitenverhältnis eines Musikinstrumentes als Oktave erklingt. Andere Verbindungen haben ein stöchiometrisches Verhältnis von 2 zu 3, musikalisch ausgedrückt: einer Quint. Intervalle sind nicht nur Schwingungsverhältnisse, sondern verbinden sich in ihrem Tönen mit dem Empfinden und Fühlen. Viele freudeerfüllte Lieder beginnen mit einer großen Sext, Innigkeit und sogar Trauer werden bei der Mollterz empfunden. In der Stoffeswelt wirkt eine musikalische Qualität, der Klang-, Zahlen- oder chemische Äther. Fertige Substanz ist in diesem Sinne eine geronnene Musik. Wasser trägt in den Substanzprozessen die aus dem Empfinden geborene «Musikalität» der Stoffeswelt. Das äußerlich als Wasser Erscheinende hat innerlich eine Beziehung zur Empfindung.

Das Element des Festen führt schließlich zur konturierten Verdichtung und ist seelisch mit der Welt der Gedanken verbunden. Jeder Gedanke ist eine zur Ruhe gekommene, fließende Denkbewegung, die nun fest und «erdig» wird. Das Feste im Bewusstsein, wie z. B. «festgefahrene» Überzeugungen und auch Anschauungen, braucht das wässrige Element, um wieder «in Fluss» zu kommen. Zum Erdelement gehört, moralisch angeschaut, der geronnene Gedanke.

So ist der Mensch seelisch mit den Elementen verbunden. Äußerlich werden sie tagtäglich erlebt. Ihr inneres Geheimnis und ihre Verbindung zum Moralischen ist demgegenüber verborgen, vollzieht sich in «Seelentiefen». Wir brauchen wieder ein vertieftes Verhältnis zum Reich der Elemente, das wir durch die Beziehung der Seele zur elementarischen Welt gewinnen.

Die Begegnung mit den Elementen und der Welt des Ätherischen ist für alle Therapeuten von großer Bedeutung. Ärzte, Pharmazeuten, Pflegende und Körpertherapeuten haben unmittelbar mit ihnen zu tun. Aber auch in der Heileurythmie und Kunsttherapie finden wir sie wieder. So kennen wir Stoßlaute und ihre Beziehung zum festen Element, Wasserlaute wie der Wellenlaut L, Luftlaute wie das R oder die feurige Qualität der Blaselaute. Die auf S. 58 angeführte Meditation Rudolf Steiners kann die innere Beziehung zu den Elementen vertiefen und sie dadurch auch zur therapeutischen Wirksamkeit bringen.

5.5 Die Erkenntnis des Menschen durch die vier Elemente

Die Hinführung zu den Elementen öffnet eine vertiefte Erkenntnis des Menschenwesens. In der Wahrnehmung des menschlichen Körpers begegnen wir zunächst den geformten Organen. Alles zum Festen Tendierende ist bis in die kleinsten Strukturen hinein geformt. Eine Formgestalt durchzieht den menschlichen Organismus. Sie wird besonders sichtbar in den gestalttragenden Geweben wie dem Knochensystem, aber auch den Knorpel- und Bindegeweben. Die Form wird durch unsere Gedanken erfasst und in strukturierte Vorstellungen gebracht.

Neben diesen festen, zum Erdenelement gehörenden Strukturen wird der gesamte Organismus von dem wässrigen Element durchströmt. In jeder Zelle findet sich die intrazelluläre Flüssigkeit, die in einem atmenden Austausch mit der Extrazellularflüssigkeit steht. Sogar das Knochensystem ist in diesem Sinne «durchströmt»: Die interstitielle Flüssigkeit umgibt die Osteozyten und spielt als rhythmisch schwingendes System vermutlich eine Rolle bei der Mechanorezeption, also einer dem Tastsinn nahestehenden Perzeption.[61, 62] Die Muskulatur wird intensiv durchströmt. Ihre Stoffwechselprozesse sind über das Blut mit der Leber verbunden.[63] Wir blicken auf intensive Stoffwechselprozesse, die sich im Flüssigen vollziehen und über das Blut mit dem Gesamtorganismus verbunden sind.

In allen gestalttragenden Geweben und besonders im Knochensystem kommen Entwicklungs- und Lebensprozesse zur «Ruhe». Damit entsteht Form als zur Ruhe gekommene Bewegung, die sich im festen Element «kristallisiert» und durch Gedanken beschreiben lässt.

Anders verhält es sich mit dem flüssigen Element, in dem das Ätherische wirkt: Das Blut ist ständig in Bewegung, kommt nicht zur Ruhe und ermöglicht die Lebensprozesse im Organismus. Dabei reichen seine Metamorphosen bis zur beweglichen Muskulatur. Feste Gedanken können dieses dynamische Geschehen nicht erfassen, hier braucht es ein lebendiges Denken, das sich der imaginativen Erkenntnis entgegenentwickelt: «Die Imagination leitet dann hinauf zum Flüssigkeitsmenschen und zu der Art, wie aus der Flüssigkeit der Muskel gebildet wird [...]. Diese eigentümliche Zusammenfügung des fest scheinenden Muskels, [...] und des Blutes, da schon kommt man von dem Knochenmäßigen in das Blutartige, da muß man, um den Menschen zu erkennen, die Imagination anwenden, so daß man also sagen kann: Der Gedanke, der natürlich unterstützt ist von der sinnlichen Anschauung, gelangt eigentlich nur an das Knochensystem heran [...]. Man muß aufsteigen vom Denken zur Imagination. Und wenn man zu der Imagination aufsteigt, kommt man zum Flüssigkeitsmenschen und dazu, wie der Flüssigkeitsmensch eigentlich schießt in das Muskelsystem. Und Muskeln zu begreifen in ihrer Wesenhaftigkeit ist nur möglich der Imagination.»[64]

Nun ist der Organismus nicht nur bis in seine kleinsten Bereiche durchströmt, sondern auch durchatmet. Der Luftorganismus durchzieht die Gewebe des Körpers (Gewebeatmung). So sind alle Zellen über die «Atmungskette» mit der Luft verbunden. Aber nicht nur die Luft, sondern auch das Licht durchzieht den Organismus. Seit langem ist eine originäre Lichtemission von Zellen bekannt: «Zellen emittieren spontan Photonen im UV- bis zum sichtbaren und Infrarot nahen Bereich (ultra-schwache Photonenemission)».[65] Rudolf Steiner hat bereits 1920 eine originäre Lichterzeugung im menschlichen Organismus beschrieben (»daß wir tatsächlich in unserem Organismus entwickeln – staunen Sie, aber es ist so – originäres Licht»).[66] Geisteswissenschaftlich betrachtet lebt Weisheit im Licht (s. S. 26). Im Anschauen des menschlichen Leibes erfassen wir nicht nur seine Form und seine ihn im Flüssigen durchströmende Bewegung, sondern bestaunen die umfassende Weisheit in seinem Bau und seinen Funktionen. Alles ist sinnvoll geordnet und vollzieht sich nach aufeinander abgestimmten Gesetzmäßigkeiten. Diese Weisheit des Lebendigen durchzieht wie ein Licht das Leben des Organismus und ist mit der Luft verbunden. In den Gestaltgeweben kristallisiert sie sich in der ausdifferenzierten Form in der Raumeswelt, in den inneren Organen ist sie demgegenüber direkt und prozessual wirksam: «So werden aus den allgemeinen Gestaltungskräften der Luft die inneren Organe des Menschen gebildet. Die sind herausgebildet aus den Gestaltungskräften der Luft. Die Lunge ist tatsächlich aus den Atmungskräften gebildet, aber ebenso die anderen Organe. Nur sind es die anderen Organe mehr oder weniger auf Umwegen, während die Lunge direkt gebildet ist. Aber dies, was da vorliegt, daß die Organe des Menschen herausgebildet werden aus den sich gestaltenden Schwingungen der Luft, das ist nur durch Inspiration zu begreifen. Das, was sich herausgestaltet aus dem Luftförmigen, eben Geformtes, das ist in der Auffassung gleich dem Musikalischen, wie den Klangfiguren auch ein Musikalisches zugrunde liegt.»[67]

Wir kennen die in der Raumeswelt erscheinenden festen Formen. Demgegenüber gibt es eine Weisheit im Organismus, die nicht in räumlich anschaubaren Formen erscheint, sondern sich z.B. in abgestimmten Zahlenverhältnissen, wie wir sie in den rhythmischen Organfunktionen und Stoffwechselprozessen finden, zeigt. Zahlenverhältnisse haben qualitativ angeschaut etwas Musikalisches, ihre ganzzahligen Proportionen entsprechen den musikalischen Intervallen. Sie wirken einerseits gestaltend in den Stoffverwandlungen (s. S. 54) und durchklingen andererseits als eine umfassende Weisheit den menschlichen Organismus. Der Ton kann in der Substanzwelt wirken und auch die Chladnischen Klangfiguren gestalten, von denen Rudolf Steiner in dem angeführten Zitat spricht. Er wird aber darüber hinaus durch das Element der Luft hörbar und – wie im gesprochenen Wort – Sinn-tragend. Dieser lichtvollen Weisheit des Organismus kann sich ein inneres «Hören», die inspirative

Erkenntnis zuwenden. Das Wort tönt und trägt Sinn, der als Lichtqualität Zusammenhänge erleuchtet. «Leuchte tönend, töne leuchtend»[68], beschreibt es wohl am besten.

Schließlich findet sich ein differenzierter Wärmeorganismus. Die Wärme durchdringt den gesamten Körper des Menschen. Sie wird im mitochondrialen Energiestoffwechsel, der Atmungskette, gebildet (Mitochondrien sollen annähernd 50 °C erreichen) und damit in allen energieverbrauchenden Prozessen. Diese «Tätigkeiten der Organe»[69] und letztlich die Willensentfaltung hängen mit der Wärme zusammen. Zur *Form* der Organe, der sie durchströmenden Flüssigkeits*bewegung* und ihrer *Weisheit* fügt sich damit der *Wille*. Hierarchische Wesen, die Geister der Form, der Bewegung, der Weisheit und des Willens sind mit dem Menschen verbunden.

Während das feste Element zum Physischen, das flüssige zum Ätherischen und die den Körper durchatmende Luft zum Astralischen gehört, so steht das Ich mit der Wärme in Beziehung. Über die Wärme verbindet sich das geistige Wesen mit dem Leib und seinen Funktionen. Die intuitive Erkenntnis ermöglicht diese Wesenserkenntnis. «Die ätherische Welt ist dadurch da, daß der Mensch ein Muskelsystem hat, die astralische Welt ist dadurch da, daß der Mensch ein Organsystem hat, und die devachanische Welt, die Geisteswelt ist dadurch da, daß der Wärmemensch da ist. Das Geistige geht fortwährend unter uns herum. Es ist da. Der Mensch ist ja ein Geist, er ist nur angefüllt mit physischer Substanz, dieser Geist. Daher geben wir uns der Illusion hin, daß der Mensch ein physisches Wesen ist. Der Mensch ist sogar Geist in sich, der durch seine Wärmeorganisation sogar hinaufreicht in die höchste Welt, die noch erreicht werden kann.»[70]

5.6 Leuchtekraft und Schweremacht

Der Entwicklungsweg des Therapeuten nimmt vom Natursinn seinen Ausgang und führt zum Pflanzenreich und zur elementarisch-ätherischen Welt. Dann erreicht er mit der Beziehung der Elemente zu den Seelenkräften das Wesen des Menschen, seine Seele. Mit der Geist- und Seelenfähigkeit des Menschen ist die Möglichkeit seines Erkrankens verbunden. Wir kennen in der psychosomatischen Medizin viele Beispiele für die krankmachende Wirkung der Seele. Bewusstsein und seelische Anspannung vermindern Lebenskräfte, die für die Gesundheit und das Heilen gebraucht werden. Traumatische Erfahrungen wirken lebensgeschichtlich lange nach und können sich auch epigenetisch und damit im Bereich des Ätherleibes einschreiben.[71]

Umgekehrt gibt es aber auch die Gesundungskräfte der menschlichen Seele und der in ihr lebenden geistigen Individualität. Wenn das Bewusstsein nicht in abstrakten, «toten» Gedanken erstirbt, sondern verlebendigt wird, wie es die Meditation anstrebt, so können heilende Kräfte entstehen. Krankheit und Gesundheit sind von dem Zusammenwirken von Seele und Leib bestimmt. Auf diesen zentralen Zusammenhang, der von Steiner und Wegman ausführlich beschrieben wird[72], weist die nächste Stufe des meditativen Erkenntnisweges des Therapeuten.

Hier geht es nun um das gesunde und krankhafte Zusammenwirken des inneren Menschen mit seinem Leib, also der geistdurchstrahlten Seele mit dem lebenden Körper und seiner Schwere.

Zunächst lenkt man die Aufmerksamkeit auf das Innere der Seele. Im Alltäglichen erleben wir diese in den wechselnden Bewusstseinsinhalten, Gefühlen und Willensimpulsen: Es ist ihre mehr äußerliche Seite. Ihr inneres Wesen hängt mit dem Licht zusammen: Jedes Erwachen der Seele aus dem Schlaf weist auf ihre Lichtnatur, indem das «Bewusstseinslicht» erscheint. Es ist ein Licht, das dem äußeren Licht in den Sinneserscheinungen entgegenleuchtet und sich im Erkennen der Welt mit ihm verbindet. Diese Lichtkräfte des Seelischen sind jedoch nicht direkt erfahrbar; wir werden erst durch die aus ihnen «geronnenen» Gedanken und Bewusstseinsinhalte auf sie aufmerksam, welche die Nervenorganisation zum «Alltagsbewusstsein» bringt. Als Bewusstseinslicht sind sie dann nicht mehr lebendig, sondern haben ihr Leben in der Konturiertheit und Abstraktion der Gedanken verloren. Losgelöst vom Leib erscheinen diese bewusstseinsschaffenden Kräfte lebendig, als lebendiges Licht, «ist die Seele in Wirklichkeit, in der Tat Licht».[73] Nun kommt es darauf an, sich nicht auf das abgestorbene, kalte Licht des abstrakten Bewusstseins zu konzentrieren, sondern auf die zugrunde liegende Kraft der Seele, ihre «Leuchtekraft». Dieser Leuchtekraft der Seele stellt sich in deutlichem Kontrast die Schwere unseres Körpers gegenüber. Die Schwere ist nun nicht mehr eine abstrakte Gewichtsangabe, sondern eine immense Kraft, die den Körper «nach unten» zieht und sich als «Schweremacht» der nach oben, in die Leichte führenden Leuchtekraft gegenüberstellt. Die meditative Vertiefung in diese beiden erlebbaren Qualitäten des menschlichen Wesens bildet den ersten Einstieg in die Meditation:

Schau in deiner Seele
Leuchtekraft
Fühl in deinem Körper
Schweremacht

Nun stellen sich diese Qualitäten in einen größeren Zusammenhang. In der Leuchtekraft der Seele ist das geistige Wesen des Menschen, sein Ich anwesend. Es wirkt, strahlt in der Leuchtekraft der Seele. Auch wenn ein anderer Mensch uns anblickt, können wir bemerken, wie aus seinen Augen sein «Geistes-Ich» strahlen kann. Der schwereunterworfene Körper ist nun keineswegs das nur materielle und damit unbedeutsamere oder gar geringere Wesensglied des Menschen. In seinem Bau und seinen Funktionen wirkt eine umfassende Weisheit. Seine Vollkommenheit ist größer als diejenige des «Ich». Die Leber ist in ihrer Funktion nicht «steigerbar», kann nicht «noch mehr Leber werden», sondern ist «vollkommen». Das menschliche Ich ist demgegenüber ein werdendes, wandlungsfähiges Wesen, das sich der fernen Vollkommenheit erst entgegen entwickelt. Der vollkommene menschliche Körper ist deswegen in früheren Zeiten als der «Tempel der Gottheit» beschrieben worden, «der Körper ist nicht des Menschen, der Körper ist Gottes».[74] Er ist aus dem Göttlichen heraus entstanden. Insofern setzt sich die Meditation fort mit den Zeilen:

In der Leuchtekraft
Strahlet Geistes-Ich
In der Schweremacht
Kraftet Gottes-Geist.

Nun dürfen sich diese polaren Wirksamkeiten nicht vermischen. In jedem Schlaf trennen sich die oberen Wesensglieder, Ich und astralischer Leib, von den unteren, ätherischer und physischer Leib. Mit dem Erwachen kommt es zu ihrer stärkeren Verbindung. Erfolgt kein rhythmischer Ausgleich, entsteht Krankheit. Jede akute Entzündung verbraucht ätherische Kräfte, es vollzieht sich ein abbauender Stoffwechsel, indem die oberen Wesensglieder tief in die Leiblichkeit eingreifen und sich mit dem Körper unphysiologisch verbinden. Erst in der aufbauenden Nachtphase der Entzündung, ihrer Heilungsphase entwickeln sich die heilenden, mit dem ätherischen Leib verbundenen Kräfte. Aber auch die Krankheitsprozesse der Karzinogenese und Sklerose stehen in diesem Zusammenhang. Es lösen sich die oberen Wesensglieder aus ihren physiologischen Funktionen und werden in eine Wirksamkeit hereingepresst, die sonst im Nerven- und Sinnes-System beheimatet ist. Seele und Geist ergreifen in unphysiologischer Wirksamkeit den Körper. In den Entzündungsprozessen wirken Geist und Seele stark im Stoffwechsel-Gliedmaßen-System, in den Skleroseprozessen und in der Karzinomentwicklung sind sie wie im Nerven-Sinnes-System, nun aber am falschen Ort, mit dem Körper verbunden.

Auf der anderen Seite können aber auch die unteren Wesensglieder zu stark in die oberen einwirken. Im ätherischen Organismus haben wir die zum Umkreis orientierte Wirksamkeit, der physische Organismus unterliegt den Schwerekräften und damit den zum Mittelpunkt orientierten Kräften. Diese polaren Wirksamkeiten können in die Seele dringen und zu seelischen Abnormitäten führen.[75] Wenn Lebenskräfte der ätherischen Organisation nicht ihre physiologische Metamorphose zu den Bewusstseinskräften erfahren, sondern in ungebremster Dynamik in der Seele wirken, so entstehen produktive Psychosen mit halluzinativen Bewusstseinsinhalten. Lebenskräfte des Körpers verwandeln sich dann nicht regulär zu Bewusstseinskräften, die das Ich beherrscht, sondern dringen unverwandelt und chaotisierend in die Seele. Dabei haben unsere «inneren» Organe und besonders die vier großen Organe Herz, Lunge, Leber und Niere nicht nur eine physiologische, sondern auch eine zur Seele des Menschen orientierte Wirksamkeit. Ihrer physiologischen Wirksamkeit verdanken wir das alltägliche Bewusstsein, das z. B. beim Coma hepaticum eingeschränkt ist. Ihre pathologische Wirksamkeit kann unverwandelte Organkräfte in die Seele leiten und sie dadurch chaotisieren. Es kann aber auch die Schweremacht des Körpers in die Seele eindringen und zu seelischer Schwere und Depression führen. Die Gründe für eine Seelenfinsternis – und damit oftmals für eine Depression – liegen keinesfalls nur in der Seele selbst. Immer mehr Befunde sprechen dafür, dass leibliche Faktoren in die Seele hereindrängen. So ist inzwischen gut bekannt, dass die chronische Entzündung, die wir bei vielen Erkrankungen finden – z. B. Diabetes, chronische Lungenleiden, kardiovaskuläre Erkrankungen, Arteriosklerose –, im Seelischen zu depressiver Stimmung disponiert.[76] Die Schwere des Leibes dringt in die Seele und lässt Dunkelheit und Nacht in ihr entstehen. Wir wissen auch, dass traumatische Erfahrungen als chronische Entzündungen ihre Spuren im Leib hinterlassen und verdunkelnd in die Seele eindringen.[77] «Wenn Leuchtekraft die Schweremacht fasst, entstehen die Krankheiten des Körpers; wenn Schweremacht in Leuchtekraft dringt, entstehen die sogenannten Seelenkrankheiten»[78], formuliert es zusammenfassend Rudolf Steiner.

Nun kommt es darauf an, diese Krankheitserkenntnis mit dem «nötigen moralischen Impuls zu denken, durchzuempfinden, durchzufühlen, und dann … allmählich wirklich die Dinge und Vorgänge der Welt so anschauen zu lernen, daß Ihr darauf kommt, wie man wiederum, wenn Leuchtekraft die Schweremacht erfaßt hat, wegbringt die Leuchtekraft von der Schweremacht durch irgend etwas, was den ätherischen Leib vom astralischen Leib her unterstützt durch irgend eine äußere Substanz oder durch einen Vorgang im Menschen».[79] Damit ergibt sich die Gesamtgestalt der Meditation:

Schau in deiner Seele
        Leuchtekraft
Fühl in deinem Körper
        Schweremacht
In der Leuchtekraft
        Strahlet Geistes-Ich
In der Schweremacht
        Kraftet Gottes-Geist
Doch darf nicht
        Leuchtekraft
Ergreifen
        Schweremacht
Und auch nicht
        Schweremacht
Durchdringen
        Leuchtekraft
Denn fasset Leuchtekraft
        Die Schweremacht
Und dringet Schweremacht
        In Leuchtekraft,
So binden in Welten-Irre
        Seele und Körper
In Verderbnis sich.[80]

Der Inhalt dieser Meditation bezieht sich in den ersten Zeilen auf das gesunde Wirken der Wesensglieder des Menschen, dann auf das kranke, das zur «Verderbnis», also der Krankheit, führt. Das Wahrnehmen von dem Zusammenwirken von Leuchtekraft und Schweremacht im

Patienten wird geschult.[81] Sie soll den Therapeuten zum Erfassen der Krankheitssituation des Patienten führen und ihn auf die heilenden Kräfte, die in den Substanzen liegen, weisen. Der Weg geht also nun in den Makrokosmos. Dabei kann diese Meditation wie eine Begegnung mit dem Hüter der Schwelle erlebt werden. Krankheit ist eine Erdenangelegenheit. Sie gehört nicht in den Kosmos. Vielmehr befreit sich der Mensch nachtodlich von dem Kranksein und begegnet den Gesundungskräften.[82] Aber an dieser Stelle steht eine Mahnung: Doch darf nicht ... In jedem Erdenmenschen ist in unterschiedlichem Ausmaß dieses Gleichgewicht zwischen Leuchtekraft und Schweremacht, also zwischen den oberen und den unteren Wesensgliedern gefährdet, wenn nicht gar gestört. Heilen bedeutet nun das Überschreiten der Schwelle zum Gesunden, zu den urbildartigen makrokosmischen Qualitäten. Der Mensch kann sich in seinem seelischen und geistigen Wesen entwickeln, um die Schwelle zu überschreiten und die geistige Welt zu betreten. Dann entsteht zunehmend Licht in der vorher finsteren Geisteswelt. Er kann sich in seinen Heilungs- und Lebenskräften mit dem Makrokosmos verbinden, dann verstärken sich Gesundungskräfte durch die Wirksamkeit der verschiedenen Heilmittel.

Durch diese Meditation soll die Seele empfänglich gemacht werden für die heilende Wirksamkeit der Substanzen. «Und das ist es, warum ich Euch hier mitgeben möchte jetzt dasjenige, was, richtig meditiert, meine lieben Freunde, zu dem andern hinzugefügt, Euch nun auch dazu führt, zu speziellen Substanzen dasjenige Verhältnis zu gewinnen, das diese Substanzen nun selber haben zum gesunden und kranken Menschen.»[83] Sie wird durch Rudolf Steiner vorbereitet durch eine meditative Betrachtung zum Gold, seiner Farbigkeit und seines Verhältnisses zum Ätherischen, zur Sonne. Es entsteht aber auch ein Verständnis für die Heileurythmie und die Indikationsstellung der Konsonanten und Vokale. Damit wird deutlich, wie diese Meditation sich auch auf die heileurythmische Therapie bezieht und für die Arbeit des Heileurythmisten bedeutsam ist.

Drei Tage später, am 12. Januar 1924, wird die Meditation «Licht strömt aufwärts, Schwere lastet abwärts» mit ihren Körperstellungen und geometrischen Kraftlinien besprochen[84]. Sie steht in einer auffallenden Beziehung zu der Meditation zur Leuchtekraft und Schweremacht und kann diese ggf. vorbereiten.

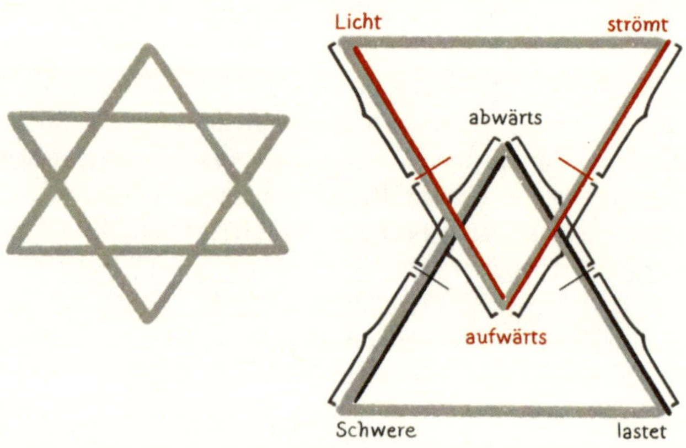

Abb. 5: Nach einer Tafelzeichnung Rudolf Steiners vom 12. Januar 1924 zu der Meditation: Licht strömt aufwärts, Schwere lastet abwärts[85] (s. Abb. 24).

5.7 Die «medizinische Meditation»

Das Motiv von Licht und Finsternis, also das Zusammenwirken des geistigen und leiblichen Wesens des Menschen wird zu Beginn des Osterkurses weiter vertieft. Nun geht es darum, die «gewöhnliche Meditation» zu «medizinischen Meditationen»[86] zu verwandeln. Hier sind es nun nicht mehr Wortmeditationen, sondern Imaginationen, kraftvoll erlebte Bilder. Im Zentrum steht beispielhaft das Kind («meditieren Sie einfach das Kind»), dessen geistig-seelisches Wesen sich – aus dem Vorgeburtlich-Kosmischen kommend – mit der embryonalen Keimanlage verbindet. Es lebt zunächst in den embryonalen Hüllorganen wie Chorion, Amnion; später bezieht es mehr und mehr den werdenden Körper. Während des ersten Jahrsiebts wird an diesem Modellleib durch das aus dem Vorgeburtlichen kommende geistig-seelische Menschenwesen gearbeitet [87, 88, 89], ein Gesichtspunkt, der zwischenzeitlich durch die Phänomene der Epigenetik eine Beleuchtung erfährt. «Meditieren Sie auf der einen Seite in Mantren dadurch, daß Sie das Mantram auf sich wirken lassen, daß Sie Ihre seelischen Kräfte losbekommen auf der einen Seite; auf der andern Seite meditieren Sie einfach das Kind. Stellen Sie sich vor, wie das, was geistig-seelisch herunterkommt, mit Ausscheidung des Modells sich zunächst heranmacht an die physischen Nahrungsmittel, und dann dasjenige, was da vorgeht zwischen dem Geistig-Seelischen und den Nahrungsmitteln, das nun gerichtet wird nach den Formen des Modells. Wenn Sie sich das recht vorstellen, das zu starke Arbeiten des Geistig-Seelischen, das zieht sich Ihnen in der Scharlachbildung zusammen. Das zu schwache Arbeiten des Geistig-Seelischen, das zurückbebt vor dem Modell, das zieht sich Ihnen in der Masernbildung zusammen. Wenn Sie sich das meditativ vorstellen, treiben Sie hinüber die gewöhnliche Meditation in die medizinische Meditation.» Diese Dynamik wird nun mit dem Motiv von Licht und Finsternis verbunden: «Wenn Sie das Kind meditieren, sehen Sie eine mächtige Metamorphose sich abspielen. Sie sehen da, wie gewissermaßen aufleuchtet das Geistig-Seelische und immer hineindunkelt und hineinschattet das, was als Nahrungsmittel hineinkommt, sehen, wie da aus Licht und Finsternis, gleichsam wie in Farben gebildet wird das, was der zweite Mensch [der Leib im zweiten Jahrsiebt, d.V.] ist. Sie sehen in der Tat, wie in Helligkeit das Vorirdische im Menschen ist, wie Verdunkelung dasjenige ist, was an äußeren Nahrungsmitteln aufgenommen wird. In dem Kind macht sich über die Finsternis her eine Helligkeit, die aus dem Vorirdischen kommt, die Milch geht als Finsternis hinein: das bildet die verschiedensten Farben miteinander. Was im Physischen weiß ist, ist im Geistigen schwarz. Es ist immer das Gegenteil der Fall. Das bringt Sie in die Möglichkeit hinein, nun Ihr Ich ganz anders zu betätigen, als es sich sonst im Leben betätigt. … Das ist die größte Schwäche des Menschen, intellektuell tätig zu sein. Da trägt er nur Begriff an Begriff heran. Wenn Sie aber das Kind so beobachten, wie ich es jetzt gesagt habe, da meditieren Sie so, daß Ihre Ich-Organisation ganz mitarbeitet.»[90]

In der therapeutischen Praxis kann man bemerken, wie sich die Wesensgliederbeschreibung eines Krankheitsbildes von der gedanklich-intellektuellen Ebene zu einer «empfundenen» Qualität vertiefen lässt. Dann verändert sich die theoretische Beschreibung beispielsweise einer Rheumatoiden Arthritis zu einer feinen Empfindung des Gestus dieser Erkrankung. Diese Vertiefung im Krankheitsverständnis scheint mit der von Rudolf Steiner erwähnten und von ihm am angeführten Beispiel veranschaulichten «medizinischen Meditation» zusammenzuhängen.

5.8 Krankheit und Entwicklung

Auf den Zusammenhang zwischen dem Gesunden und der Entwicklung des Menschen wird in der zeitlich zwischen den beiden Ärztekursen liegenden Meditation im Ersten Rundbrief der Medizinischen Sektion hingewiesen.[91] Hier geht es in einem meditativen «Geist-Erinnern» um den Anschluss an die alten Mysterien der Menschheit und ihre Auffassungen vom Menschen. In den Eingeweihtenseelen lebte die Überzeugung, dass krank «ein jeglicher Mensch» sei. Das Erziehen wurde dem Heilprozess gleichgestellt, indem es den Gesundungskräften der kranken Leiblichkeit des Menschen dient.

Wir tragen in unserem Leib konstitutionell ein «Kranksein». Ständig entstehen abbauende und verhärtende Prozesse durch die Wirksamkeit des Nerven-Sinnes-Systems, umgekehrt ist das Stoffwechsel-Gliedmaßen-System Ausgangspunkt der entzündlichen Vorgänge. Viele der chronischen Erkrankungen unserer Zeit zeigen das Zusammenspiel der chronischen Entzündung mit der Sklerose und machen deutlich, wie die Gesundungskräfte aus dem Rhythmischen System kommen. Dabei ist Gesundheit kein festgeschriebener Zustand, sondern muss immer neu errungen werden: «Die Gesundheit eines Menschen ist … eben nicht ein Kapital, das man aufzehren kann, sondern sie ist überhaupt nur dort vorhanden, wo sie in jedem Augenblick erzeugt wird»[92], formulierte es Viktor von Weizsäcker (1886–1957). Die Krankheitstendenzen im menschlichen Organismus sind mit dem Wirken der verfestigenden, ahrimanischen Kräfte und der auflösenden, luziferischen Prozesse verbunden. Sie haben zu einem Ungleichgewicht in der Wirksamkeit der Wesensglieder geführt[93] («dass krank von Natur ein jeglicher Mensch sei»), welches der Mensch zur Entwicklung seines Ich-Wesens und seiner Freiheit ausgleichen und heilen muss.

Auf dieses Kranksein weist eine Meditation, die mit dem vorausgehenden Mantram zu Leuchtekraft und Schweremacht in unmittelbarem Zusammenhang steht und in einem Notizbuch Rudolf Steiners (Januar 1924) zu finden ist. Sie beschreibt die Situation an der Schwelle der geistigen Welt: Hier begegnen sich das Licht des Geistes, das im Erkennen aufleuchtet und zum vollen Geisteslicht sich entwickeln soll, und die Dunkelheit in den Sinneswahrnehmungen, die zwar äußerlich hell sind, aber das geistige Licht überstrahlen und damit finster machen.

Es strömen an der Schwelle
Sinnesdunkel und Geisteshelle
Zum Blendwerk ineinander
Dieses Blendwerks Abbild
Ist die Krankheit
In der Krankheit lebet der Hüter.
Begegnung im Geist bewusst
Begegnung im Körper unbewusst.[94]

Die gewohnte alltägliche Bewusstseinswelt erscheint dabei als «Blendwerk»: Das Licht in den Sinneswahrnehmungen überstrahlt das geistige Licht, macht vieles unsichtbar durch die «Blendung der Augen», die das Wesenhafte der Welt vergeblich zu erkennen suchen und nur dessen vergängliche Erscheinung erfahren. Wird dieses gewohnte Bewusstsein unverwandelt über die Schwelle getragen, so entsteht nicht Geisterkenntnis, sondern ebenfalls ein «Blendwerk». Wirkt dieses Blendwerk zurück auf den Menschen, so entwickelt sich Krankheit. Die Bewusstseinsfähigkeit ist mit dem Krankwerden verbunden, das Blendwerk an der Schwelle schafft sich in der Krankheit sein Abbild. In der Bewusstseinswelt, «der Geist- und Seelenfähigkeit hat man also die Ursachen des Krankseins zu suchen»[95], lautet die Formulierung Rudolf Steiners, welche die so entscheidende seelische Ursache vieler Erkrankungen beleuchtet.

An der Bewusstseinsschwelle zur geistigen Welt steht der Hüter. Ohne die entsprechende Vorbereitung gewährt er nicht den Blick in die geistige Welt. Beim Einschlafen überschreitet der Mensch die Schwelle zur geistigen Welt. Hier wird ihm das Bewusstsein durch den Hüter genommen. Der schlafende Mensch erfährt deswegen nicht die geistige Welt, sondern lebt in der Finsternis der Nacht. Beim Erwachen lenkt er das Bewusstsein zur Licht-erfüllten Sinneswelt und verhüllt den Geistkosmos des Leibes. Zum bewussten Betreten der geistigen Welt bedarf es der Vorbereitung, anderenfalls wäre die volle Geisterfahrung vom Menschen nicht zu ertragen. Auf dem Erkenntnisweg muss der Mensch ihm bewusst begegnen. In der Erkrankung wird er demgegenüber unbewusst erfahren.

Gesundheit bedeutet das harmonische Zusammenwirken der geistigen Individualität mit ihrem Leib. Die Erziehung des Kindes ist hierfür entscheidend und hat eine heilende Aufgabe, indem es mit dem «Reifen» zugleich die «Gesundheit» empfängt «für des Lebens vollendetes Menschsein».

Diese biografisch-lebensgeschichtliche Dimension der Heilkunst ist inzwischen gut bekannt. Belastende traumatische Erfahrungen in der Kindheit können Auswirkungen auf die seelische und geistige Entwicklung als auch auf die Gesundheit haben. So führen frühe Traumatisierungen, Stress, Missbrauch, soziale Isolation, Verlust eines Elternteiles oder Trennung oftmals zu erhöhten Entzündungsmarkern sowie depressiven Symptomen mit erhöhter Morbidität oder verkürzter Lebenserwartung. Stress, der früh im Leben auftritt, kann über lange Zeiträume hinweg anhaltende Auswirkungen haben, die nicht nur die Anfälligkeit für somatische und psychiatrische Erkrankungen erhöhen, sondern möglicherweise auch das Ansprechen auf eine Behandlung beeinflussen.[96] Umgekehrt haben wir überzeugende Hinweise auf die heilende Wirksamkeit der Waldorfpädagogik.[97] Insofern hat die Pädagogik nicht nur eine erzieherische Dimension, sondern eine gesundheitliche Bedeutung.

In der vorangehenden Meditation ging es um das harmonische Verhältnis von Leuchtekraft und Schweremacht, um immer mehr ein gesund inkarnierter Mensch zu werden. Hier wird dieses Thema aufgegriffen und vor dem Hintergrund des Erziehens und damit der kindlichen Entwicklung ausgeführt. Es geht um das Entwickeln des «vollendeten Menschseins» im Leben. Erziehen in der Kindheit wird Selbsterziehen beim erwachsenen Menschen. In der Krankheit ereignet sich Entwicklung. Wir sprechen von «inner growth» oder auch «Autogenese», Selbstwerdung, und können die Entwicklungsschritte der Menschen bestaunen, die sich im Zusammenhang mit den Erkrankungen vollziehen. Heilen hat die Dimension des Entwickelns, ist nicht die Wiederherstellung einer «früheren Gesundheit», sondern einer neuen, und möchte zum «vollendeten Menschsein» führen.

Es war in alten Zeiten,
Da lebte in der Eingeweihten Seelen
Kraftvoll der Gedanke, daß krank
Von Natur ein jeglicher Mensch sei.
Und Erziehen ward angesehen

Gleich dem Heilprozeß,
Der dem Kinde mit dem Reifen
Die Gesundheit zugleich erbrachte
Für des Lebens vollendetes Menschsein.

Die Meditation wendet sich an Ärzte, um die Seele zum «Erfassen der Heilwirkungen» zu bereiten. «Vergessen wir nicht, daß dem Heilprozesse eine Seele mitgegeben werden muß. Je mehr solche Gedanken die jungen Ärzte begreifen, desto mehr wird in das medizinische Leben das einfließen, was der sinnige Arzt sehnsüchtig verlangt, wenn er den heutigen Stand seiner Kunst mit den Grenzen empfindet, was der Kranke wie eine Gnade empfinden wird, wenn er es im Heilprozesse erlebt.»[98]

5.9 Verbindung zum Makrokosmos

Nach dem meditativ vertieften Erfahren des Zusammenwirkens von Leuchtekraft und Schweremacht im Patienten wird eine Schwelle überschritten. Der menschliche Organismus ist kein Geschöpf der Erde, sondern als göttlich-geistiger Tempelbau geistigen Ursprungs. Auf diese Bestimmung der Gestalt des Menschen wies Novalis (1772–1801) hin: «Es gibt nur einen Tempel in der Welt, und das ist der menschliche Körper. Nichts ist heiliger als diese hohe Gestalt.»[99] Die Erdenkräfte können den Leib nur zerstören, wie es die Zerfallsprozesse nach dem Tode zeigen. Gebildet wird er vorgeburtlich und fernab der irdischen Verhältnisse. Der Leib ist in dieser embryonalen Phase dem Himmel näher als der Erde. Aus diesem Göttlichen wird der Mensch geboren. Der Weg zu den gesundenden Kräften wird demzufolge über diese Schwelle zur geistigen Welt führen, die mit der Geburt genauso durchschritten wird wie im Todesaugenblick. Die Verbindung zum Makrokosmos, den Höhen der Sternenwelt, dem Umkreis der Sonnen- und Planetenbewegungen und den irdischen Kräften aus den Tiefen der Erde wird durch die nun folgende Stufe des meditativen Erkenntnisweges angestrebt:

Schau, was kosmisch sich fügt,
Du empfindest Menschengestaltung.

Schau, was luftig dich bewegt,
Du erlebest Menschenbeseelung.

Schau, was irdisch sich wandelt,
Du erfassest Menschendurchgeistung.

Es ist die große kosmische Dreigliederung, die als Sternenwelt, als rhythmisch bewegtes Planeten- und Sonnensystem und schließlich als sich wandelnde irdische Stoffe mit der leiblichen Dreigliederung des Menschen in Zusammenhang steht.

Die Gestaltung des menschlichen Leibes ist mit dem Ätherleib verbunden. Der physische Körper unterliegt den Schwerekräfte und ist dadurch zum Erdenzentrum orientiert. Der ätherische Leib ist mit der Leichte und dem Umkreis, der Peripherie verbunden, steht also dem physischen polar gegenüber. Deswegen braucht die Besinnung auf die ätherische Organisation und ihre Gestaltbildung den Blick, das «Schauen» zum Umkreis, zur Sternenwelt mit dem den Tierkreis durchwandernden Mond und den anderen Planeten.

Die aufbauenden Prozesse im menschlichen Organismus sind Ausdruck der Nachtwirksamkeit der Wesensglieder. Diese entwickelt sich besonders in der Embryonalzeit und bleibt nach der Geburt vor allem während der Schlafenszeit in den unterbewussten Regenerations- und Bildeprozessen wirksam. Wir begegnen ihr auch in der Wundheilung: Nach einer Verletzung entfalten sich aufbauende Heilungskräfte, die zur Regeneration und Wiederherstellung der Leibesform führen. In der aufbauenden Wirksamkeit der Wesensglieder zeigt sich der ätherische Leib. Regeneration und Wachstum gehören zu seinem Wirken. Seine aufbauenden Lebensprozesse bedürfen der Lenkung und Gestaltung durch die astralischen Urbilder, die das Formprinzip als Archetypus der menschlichen Gestalt an den ätherischen Organismus herantragen. Form und Gestalt sind ein geistiges Prinzip und gehören nicht der irdischen Welt an. Die Natur zerstört sogar die Gestalt in den Zerfalls- und Todesprozessen, kann sie nicht aufbauen. «Und wir müssen daher das, was dem menschlichen physischen Leib seine Gestalt gibt von der Geburt oder von der Empfängnis bis zum Tode, ganz außerhalb der physischen Welt suchen. Wir müssen von einer zunächst anderen Welt sprechen, die diesen physischen Menschenleib aufbaut, denn die äußere physische Natur kann ihn nicht aufbauen, sie kann ihn nur vernichten.»[100] Die Form des Menschenleibes ist überirdischen Ursprungs und mit dem Kosmischen verbunden. Wir haben in unserem Organismus ständig ein verborgenes «Werden», das den Regenerationsprozessen zugrunde liegt und eine Art persistierende embryonale Qualität darstellt. Unzureichende Formung der proliferativen Lebensprozesse lässt ein dominantes und ggf. entdifferenziertes, tumorartiges Wachstum entstehen, ausreichende Formung führt in die Differenzierung und morphologische Ausgestaltung. Die Urbilder tragen der astralische Leib und sein Element, die Luft, an das im Flüssigen sich entfaltende ätherische Wirken heran. Entsprechend finden wir beim malignen Tumorwachstum eine «Atmungsstörung», den Warburg-Effekt, welcher seit Anfang der 20er-Jahre des letzten Jahrhunderts bekannt ist[101] (und auch physiologischerweise im Organismus vorkommt). Rudolf Steiner weist auf die gestaltende Kraft der Atmung mit den folgenden Worten: «In dem normal gestalteten Atmungsprozeß, ... sitzt fortwährend ein entstehender Mensch. Fortdauernd geht aus dem Makrokosmos eine werdende Menschengeburt, eine Luftmenschengeburt in den Menschen hinein.»[102] Die Urbilder der menschlichen Gestalt werden seit alters her mit der Sternenwelt des Tierkreises verbunden.

Tierkreisqualitäten gestalten den gesamten menschlichen Leib: Die noch gekrümmte menschliche Embryonalanlage fügt sich vom Kopf ausgehend – vom Bereich des Widders – und bis zu den Füßen – im Bereich der Fische reichend – in diesen Gestaltkreis des menschlichen Leibes. Damit entsteht das folgende Bild: Wir sehen über dem irdischen Bereich den gewölbten blauen Himmel. In dieser Lichtwelt erhebt sich das Ätherische zur Sichtbarkeit[103]. Dunkelt sich der Tag, so erglänzen am blauen Himmel die Sterne, die Welt des Astralischen (Astra-Stern) scheint herein. Der durch den Tierkreis wandelnde Mond in seinen rhythmischen Gestaltveränderungen trägt mit seinen Silberkräften die mit der Sternenwelt des Tierkreises verbundene Menschengestaltung an die aufbauenden Lebensprozesse des Organismus. Es bildet sich die Menschenform durch die Mondenwirksamkeit vor den Gestaltungskräften des Tierkreises, modifiziert durch die Wirksamkeit der anderen Planeten. Es lässt die Stimmung des Ex Deo nascimur, «aus dem Göttlichen weset die Menschheit», entstehen.

In der Embryologie beobachten wir das Werden der Formen, die aus Bewegungen entstehen. Jede Form ist

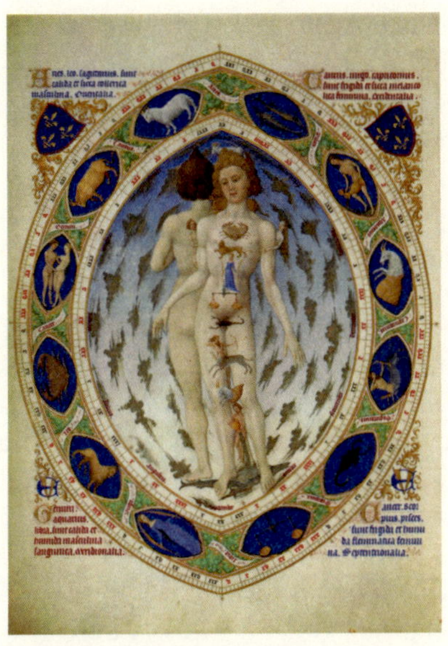

Abb. 6: Menschengestalt und Tierkreis. Jean Limburg: *Der anatomische Mensch*, aus dem Stundenbuch des Duc de Berry, 15. Jh.[104].

eine zur Ruhe gekommene Bewegung, charakterisierte es Rudolf Steiner.[105] Die Bewegungen erfolgen nicht ungelenk und chaotisch, vielmehr wirkt in ihnen eine umfassende Weisheit. Die Kräfte des Mondes, die in dieser Meditation angesprochen werden, tragen diese Weisheit, die gestaltenden Urbilder in die ätherischen Bildekräfte und entfalten dadurch ihre «Formenmacht». Sie sind mit dem Silber verbunden, das seine Verbindung zu den Gestaltgeweben in den argyrophilen Fasern zeigt.

Im gegenwärtigen astronomischen Verständnis werden aus der Wahrnehmung des Sternenlichtes differenzierte Vorstellungen zur stofflichen Zusammensetzung der

Sterne, ihrer Entwicklung und Modellvorstellungen für viele rätselhafte Phänomene entwickelt. Auch hier finden wir ein analysierendes Vorgehen, sprechen von der Spektralanalyse, projizieren «irdische Gesetzmäßigkeiten» in den Kosmos und gehen von ihrer unveränderten Gültigkeit aus. Es ist nicht der synthetisierende, Zusammenhänge zum Ganzen entwickelnde «Natursinn», sondern eine Fortsetzung der analytischen Methodik. Eine andere Dimension scheint sich zu eröffnen, wenn wir uns dem Sternenhimmel und besonders dem Tierkreis empfindend nähern. Hier hat die Region des Stieres und der Plejaden eine ganz andere Qualität als diejenige des Skorpions oder des Löwens. Mit künstlerischem Sinn werden andere Qualitäten erfahren, die – so ist es anzunehmen – mit dem geistigen Sternenhimmel und seinen Wirksamkeiten zusammenhängen. Das Wechselspiel der Mondphasen vor dem Hintergrund des Tierkreises weckt differenzierte Empfindungen in der Seele und kann sie anfänglich für dieses «Schau, was kosmisch sich fügt» öffnen.

Demgegenüber steht das Rhythmische System mit den planetarischen Bewegungen in Beziehung und durch die circadianen Rhythmen insbesondere mit der Sonne. Unser Rhythmisches System bildet einen geordneten Zeitorganismus. Die einzelnen Rhythmen laufen nicht frei, sondern koordiniert. So besteht eine Synchronisation zwischen dem Herzen und der Atmung, also dem «Herzens-Lungen-Schlag», die sich besonders im Schlaf ausbildet und mit dem Alter des Menschen abnimmt.[106] Mit der Verbindung des seelischen und geistigen Wesens des Menschen zur geistigen Welt harmonisiert sich sein Rhythmisches System. Es sind die Sonnenkräfte, die es «synchronisieren» und durch die Verbindung mit der geistigen Welt harmonisieren. Mit dem Rhythmischen

System ist das Fühlen, die «Menschenbeseelung» verbunden. Die Sonnenwirksamkeit differenziert sich ebenfalls beim Gang durch den Tierkreis und teilt sich dem Element der Luft mit. Durch das Atmen und mit ihm verbunden die Blutzirkulation erreicht sie den Menschen und «verinnerlicht die Gestalt zur Beseelung».[107]

Die abbauenden Stoffwechselprozesse ermöglichen die Bewusstseinsentwicklung des Menschen. Die tagesaktive Wirksamkeit der Wesensglieder, die mittelbar oder unmittelbar mit der Bewusstseinswelt zusammenhängt, geht mit Abbauprozessen einher. Diese gehören zu dem, «was irdisch sich wandelt», und sind mit der Wirksamkeit des abbauenden Bleis[108], den Saturnkräften verbunden und führen zur «Menschen-Durchgeistung». Der Geist kann «schlafbewusst» in den aufbauenden Nachtprozessen wirken, Heilungsprozesse fördern und in der leiblichen Regeneration als «Formenmacht» wirksam werden. Dies wird in den ersten beiden Zeilen der Meditation beschrieben. Die abbauende, durchgeistigende, zum wachen Bewusstsein führende Tageswirksamkeit steht der aufbauenden Nachtwirksamkeit polar gegenüber. Die Wirksamkeit des Mondes ist mit der aufbauenden Gestaltbildung verbunden, also der Nachtwirksamkeit; diejenige des Saturns und damit die Bleiqualität mit den abbauenden Prozessen, also der Tageswirksamkeit. Sie ist gegenüber dem aus dem Göttlichen wirkenden Geist nun der erwachende Geist: «In des Geistes Weltgedanken erwachet die Seele», heißt es entsprechend und auf das ruhende Haupt bezogen in der Grundsteinmeditation Rudolf Steiners als deutsche Fassung von: Per spiritum sanctum reviviscimus.

Damit wirkt der gesamte Makrokosmos in seiner Dreigliederung von Sternenwelt, Planetenrhythmen und der irdischen Welt im menschlichen Organismus und ermöglicht die Gestaltung des Leibes, die Beseelung des Menschen und seine Durchgeistung.

Die Übung besteht in drei Aufforderungen: «Schau», in drei Blickwendungen. Die erste führt in den Kosmos, die Sternenwelt mit der Wirksamkeit des Mondes und führt zu einem Empfinden – nicht fühlen – der Menschengestaltung aus den Höhen des Kosmos. Diese wirkt dann in den aufbauenden Prozessen des Stoffwechsel-Gliedmaßen-Systems als dem Bereich von allem Werdenden, neu Entstehenden. Im Nerven-System findet sich demgegenüber die «zur Ruhe gekommene Form». Jede Form ist eine zur Ruhe gekommene Bewegung[109]. Diese trägt bereits die Gestaltung, also des Mondes Formenmacht, prozessual in sich und wirkt als aufbauende Bewegung im Stoffwechsel-Bewegungs-System. Dadurch hat die Mondenqualität eine Beziehung zum Unterleib und lässt in diesem während der Schwangerschaft die Formenmacht in der embryonalen Leibbildung wirken. So wird die embryonale Leibentwicklung im Unterleib der Schwangeren ein zentrales Beispiel für die Menschengestaltung durch die Mondenkräfte. Therapeutisch steht dieser Wirksamkeit das Silber nahe. Es fördert die gestaltenden Aufbauprozesse im menschlichen Organismus.

Die zweite Blickwendung öffnet nicht mehr das Empfinden den kosmischen Höhen, aus denen die Menschengestaltung wirkt, sondern führt nun zum «Erleben» der Menschenbeseelung aus dem Umkreis, der rhythmischen Sonnen- und Planetenbewegungen. In dem Wort «Erleben» steckt das andere «Leben» im Sinne eines Mitvollziehens, Mit-lebens und damit eines Vorganges, der von dem unterbewussten Leben zum bewussten «Er-Leben» führt. Die rhythmisch bewegte, von dem Sonnenlicht durchstrahlte Luft und ihre Lebenskräfte werden angeschaut, um die Beseelung des Menschen zu erleben.

Die dritte Blickwendung führt nach unten, zum Irdischen. In diesem liegen die abbauenden, zum Tode führenden Kräfte, die Blei- bzw. Saturnkräfte der Erde, die mit der Geistentwicklung des Menschen zusammenhängen. Diese kulminiert im Nerven-Sinnes-System als Grundlage des Bewusstseins. Während die erste Blickwendung zum Kosmos aufblickt und Gestaltungskräfte empfinden lernt, die im Stoffwechsel-Gliedmaßen-System funktional wirken, so richtet sich diese Blickwendung nach unten und führt zum Erfassen der Durchgeistung des menschlichen Organismus, die sich nun «oben» im Nerven-Sinnes-System besonders entfaltet. Diese dritte «Schau» führt zu einem «Erfassen», das nicht dem sinnesartigen Empfinden oder dem fühlenden Erleben gleicht, sondern eine Willenstätigkeit bedeutet, in der das «Erfassen» durch die Glieder mitschwingt. Die drei Blickwendungen führen zu geistigen Aktivitäten, die mit dem dreigliedrigen Organismus verbunden sind. Dabei wendet sich die Willensaktivität des Erfassens der Durchgeistung, das Erleben der Beseelung zu, während die Bewusstseinskräfte der Empfindung in den unterbewussten bzw. schlafbewussten Bereich der Leibes- bzw. Menschengestaltung führen. Wille wird in das Denken als Menschendurchgeistung getragen, Leben in das Fühlen, wahrnehmendes Bewusstsein in den aufbauenden Willenspol der menschlichen Organisation.

5.10 Den Heilbedarf des Patienten schauen

Die vorherige Meditation bezieht sich auf den gesunden Menschen, die nun folgende auf den kranken. Hier geht es um klinische Symptome wie das Maß des Fiebers, «des Pulses Zahl» und «des Stoffs Gewicht». Während die vorgehende Meditation auf die Beziehung des Menschen zum Makrokosmos hinweist und die gesundenden Kräfte anspricht, bezieht sich nun die folgende Meditation auf den erkrankten Menschen und seinen Heilbedarf. Der meditative Weg vertieft die therapeutische Gesinnung und entwickelt die moralischen Kräfte in der therapeutischen Wirksamkeit.[110]

Fühle in des Fiebers Maß
Des Saturn Geistesgabe
Fühle in des Pulses Zahl
Der Sonne Seelenkraft
Fühle in des Stoffs Gewicht
Des Mondes Formenmacht:
Dann schauest du in deinem Heilerwillen
Auch des Erdenmenschen Heilbedarf.

Im menschlichen Organismus kann der Stoff von den formenden Kräften ergriffen oder von ihnen verlassen sein. Wir kennen Substanzbildung und leibliche Bildeprozesse ohne die ausreichenden Gestaltungskräfte, also der physiologischen Wirksamkeit der Formenmacht des Mondes. Wenn Substanzen sich ablagern (z. B. beim Diabetes, anderen Skleroseerkrankungen wie Arteriosklerose mit verkalkenden Plaques, Harnsäurekristallen etc.) oder in ein ungeformtes und entdifferenziertes Leben aufgenommen werden wie beim Karzinom, so besteht der Heilbedarf in der Verstärkung der gestaltenden Kräfte, also des

«Mondes Formenmacht» im wägbaren Körper, in des «Stoffs Gewicht». Es ist die dritte Übungsaufgabe in der Meditation zum Heilbedarf des Patienten. Sie steht mit dem vergangenen Mondenzustand der kosmischen Entwicklung in Beziehung. In der vorigen Meditation ist von der «Menschengestaltung» im Zusammenhang mit der kosmischen Mondenwirksamkeit gesprochen worden, also einer physiologischen, wir können auch sagen: gesundenden Qualität. Nun wird der kranke Mensch unter diesem Aspekt wahrgenommen: Was ist im Organismus dieser Formenmacht entfallen? Was bekommt dadurch sein eigenes «Gewicht» und nicht diejenige Stoffwirksamkeit, die sich in den ganzen Organismus integriert? Aus der Empfindung «Die Erdenschwere hat den Menschen ergriffen»[111] kann sich der Wille zum Heilen, das Erschauen des Heilbedarfs entwickeln: «Wenn die Mondendirigierenden Kräfte auf die menschliche Gestalt zu unregelmäßig wirken, dann muss man den Sinn darauf lenken können, dann muss man sich klar sein können darüber: man heilt dadurch, dass man da das Stück Unregelmäßigkeit, das dadrinnen lebt in der Gestalt, weglässt; und das geschieht dann, wenn man eben den Kranken so behandelt, dass das kosmische Bewusstsein mitspricht.»[112] Damit wird deutlich: Heilen besteht nicht nur in der Anwendung der jeweiligen Therapie, sondern wird ermöglicht durch eine innere Bewusstseinshaltung, in der «das kosmische Bewusstsein mitspricht», wie es in der Meditation «Schau, was kosmisch sich fügt ...» bereits angesprochen ist. Es wird deutlich, dass es in der therapeutischen Beziehung Imponderabilien gibt, die wie diese Bewusstseinshaltung therapeutisch wirken.

Bei Störungen im Rhythmischen System und hier besonders im Rhythmus des Herzens ist seine integrierende und rhythmologisch koordinierende Kraft eingeschränkt.

Im Schlafe harmonisiert sich der Puls/Atem-Quotient, der Herzens-Lungen-Schlag, und erreicht die musikalische Proportionalität von 4 zu 1. Das Rhythmische System entwickelt sich dem kosmischen Urbild entgegen. Während des Tages entfernt es sich von ihm: Der Mensch separiert sich von den kosmischen Rhythmen. Durch die meditative Arbeit kann sich eine Rhythmisierung und Verbindung mit den Sternenrhythmen vollziehen[113]. Das Rhythmische System wird durch den Lichtrhythmus, also den Gang der Sonne synchronisiert. In des Pulses Zahl wirkt also die Seelenkraft der Sonne; ein Zusammenhang, der bereits sinngemäß im ägyptischen Totenbuch aufleuchtet.[114] Die zweite Übungsaufgabe der Meditation bezieht sich demzufolge auf des Pulses Zahl als «Sonnenrhythmus» im Rhythmischen System und verbindet den Menschen mit der Sonnenstufe seiner kosmologischen Entwicklung. Hier achten wir besonders auf das «Atmen des Herzens», seine physiologische Frequenzvariabilität. Diese ist mit der Atmung verbunden, entsteht aus dem funktionellen Zusammenwirken von Herz und Lunge, dem Herzens-Lungen-Schlag, wie es in der schon erwähnten Grundsteinmeditation Rudolf Steiners heißt. Wir kennen heute die gesundende Qualität der Herzfrequenzvariabilität und wissen um ihre Bedeutung für die kardiovaskulären Erkrankungen, ja sogar bei den Krebserkrankungen.[115] «Unsere Atmung ist fortwährend eine Heilung»[116], formulierte es Rudolf Steiner und bekommt mit dieser Aussage gegenwärtig immer mehr recht. Die Lunge wendet sich nach außen, das Herz umschließt einen Innenraum, wendet sich also nach innen. Durch das Rhythmische System ist der Mensch mit der Sonne und ihrer Seelenkraft verbunden, die über die Atmung nach innen, zum Herzen kommt und dessen Frequenz respiratorisch moduliert.

Die erste Übungsaufgabe bezieht sich auf das Fieber. Hier geht es aber nicht um seine «Wärme- und Feuerkraft», sondern um sein Maß. Es handelt sich um die Weisheit und Ordnungskraft, die in der Wärme wirkt, um den Geist der Wärme, des Fiebers. Immunologische Entzündungsreaktionen werden durch eine umfassende Weisheit gelenkt. Wenn diese sich zurückzieht, so «erblindet» die Entzündung und kann zu septikämischen Verläufen oder einer ungezügelten Hyperinflammation werden. Auf der anderen Seite stehen die chronischen Entzündungen. Sie führen nicht in die wärmebegleitete Auflösung, sondern in die Verhärtung und oftmals auch die Granulombildung. Diese ist nicht mit dem Feuer der akuten Entzündung verbunden, sondern zeigt eher eine Kältequalität. In der physiologischen Entzündung und dem «gesunden» Fieber wirkt eine gestaltende Weisheit. Sie kann zwischen dem Fremden, das entzündlich zu überwinden ist, und dem eigenen, also zur Ich-Organisation gehörenden, unterscheiden. Fieber ist eine weisheitsvolle Selbstwirksamkeit und damit Aktivität der Ich-Organisation. Diese wirkt im Fieber nicht aufbauend, sondern abbauend. Durch die Unterscheidung zwischen fremd und Selbst stellt sich dabei die Frage nach dem «Erkenne dich selbst» auf einer leiblichen Stufe. Das ausheilende Fieber hat das Fremde überwunden und leitet über in die aufbauenden Heilungsprozesse, die einen Leib entstehen lassen, der nun besser durch die Ich-Organisation ergriffen wird. Im Fieber wirkt die Geistes-Gabe des Saturns als erste Stufe der kosmologischen Entwicklung der Erde und der Leibbildung des Menschen. Diese baut das Fremde ab und möchte den gesunden, vom Fremden befreiten Menschenleib entstehen lassen.

Es kommt hier auf eine meditative Vertiefung des gedanklichen Verständnisses an, um zu der dritten Stufe im medizinischen Studium, nämlich der ärztlichen Moral zu kommen. Der Entwurf Rudolf Steiners für das medizinische Studium umfasste nach der «exoterischen Ausbildung» in einem goetheanistischen Sinn die meditative Vertiefung und schließlich die Ausbildung moralischer Fähigkeiten.[117] Diese dritte Stufe wird in der auf die klinische Wahrnehmung des Patienten orientierten Meditation betont: «Aber es ist ein gewaltiger Unterschied, ob Sie sich wirklich darauf besinnen, wenn Sie sich der Ablesung des Fieberthermometers hingeben – es muss nur in innerer Praxis angeeignet werden –, welches Bild die Evolution darstellt zur Saturnzeit: Da erscheint Ihnen die ganze Welt, weil alles unter der Wärmeströmung steht, wie eine Geistesgabe, in der durch die Wärme die Liebe in alles einzelne hineinströmt. Und erkennen Sie in dieser Stimmung der religiösen Hingabe, wie da durch das Saturnhafte mit Hilfe der Wärme in die Welt strömt die Liebe, erkennen Sie in dieser dankbaren Hingabe an die wärmende, liebende Weltenschaffung, erkennen Sie in dem Augenblick, in dem Sie das Fieber prüfen, aus dieser Stimmung heraus das, was vorliegt, dann geht Ihnen eine Intuition auf über dasjenige, was Sie eben tun sollen.»[118]

Die drei Übungsaufgaben richten sich an das Fühlen des Menschen. Es soll zu einem Sinnesorgan werden und inspirativ aus den Symptomen des Patienten den Heilbedarf im Heilerwillen erschaubar machen. Sie beginnen mit der Welt des Saturn, also dem kosmologischen Urbeginn der Entwicklung. Er ist in der Wärme- und Fieberentwicklung des Menschen gegenwärtig. Die Gestaltung und Differenzierung, also das «Maß» des Fiebers und auch des Wärmeorganismus ist mit dem Nervensystem verbunden. Hier finden sich die organischen Grundlagen für die Wärmeregulation und «-gestaltung», während das Stoffwechselsystem mit der Wärmebildung, das Rhythmische System mit den Wärmerhythmen verbunden ist. In den wärmegestaltenden Kräften des Kopfes ist die alte Saturnentwicklung direkt anzuschauen. «Sie denken sich nur den im Kopf vorhandenen Wärmeorganismus, dann haben Sie heute einen kleinen Saturn im menschlichen Haupte.»[119]

Das mittlere System, die Zahl des Pulses ist mit der Sonne verbunden. Hier wird der alte Sonnenzustand wirksam. Im Herzen entsteht lebendiges, warmes Licht als seine Leuchtekraft. Es wird allseits von der Lunge und damit der Luft umschlossen. Das beschriebene Zusammenwirken von Licht und Luft charakterisiert den Sonnenzustand der Erdentwicklung und gleichermaßen den mittleren Menschen.

In das Stoffwechselsystem werden Gestaltungskräfte getragen, die mit dem Mond in Beziehung stehen. «Und wenn man diesen Zusammenhang desjenigen, was sich in der Blüte abspielt, mit dem Stoffwechsel- oder Gliedmaßensystem betrachtet, erscheint einem dadurch etwas wie eine Erinnerung an die alte Mondenzeit.»[120] Das eindrücklichste Beispiel hierfür ist die Schwangerschaft: Im Unterleib vollzieht sich die embryonale Menschengestaltung in ihrem Zusammenhang mit des «Mondes Formenmacht». Demgegenüber steht der Uterus mit dem Herzen in einer metamorphotischen Beziehung[121, 122], wie es in dem «Weihnachtskurs» beschrieben wird. Sonnen- und Mondenkräfte wirken in der embryonalen Leibwerdung und führen zu einem differenzierten therapeutischen Einsatz des Goldes und Silbers. Gerade bei Frühgeborenen hat sich dem Verfasser die Therapie mit Argentum met. präparatum D6 bewährt, das die Formenmacht in der aufbauenden Leibbildung unterstützt.

Ein Verlust der «Formenmacht» findet sich bei der Tumorerkrankung. Hier können wir nicht nur von der

Pathologie des Wachstums, sondern auch von der «Katastrophe der Form» sprechen. Die Mistel als wesentliche Heilpflanze für die Krebserkrankung ist entsprechend ein «Pflanzentier» aus der alten Mondenentwicklung[123], also ein Lebewesen, was sich aus der gegenwärtigen Erdenzeit herauslöst, den Erdboden meidet, die Wirtsbäume sucht und damit zeigt, dass es nicht eine gegenwärtige Pflanze ist, sondern einer anderen Zeit, der alten Mondenzeit entstammt. Die Mistel kann nicht nur des Fiebers Maß erhöhen, die Wärme rhythmisieren, sondern genauso auch die Gestaltungs- und Formenmacht des Mondes verstärken. Hierzu gehören ihre apoptoseauslösenden und ggf. auch redifferenzierenden Wirksamkeiten.

Die vorausgegangene Meditation «Schau, was kosmisch sich fügt ...» beginnt mit der Mond-Qualität, also mit der aufbauenden, leibgestaltenden Wirksamkeit und führt weiter über die Sonnen- zur Saturnwirksamkeit. Die Meditation zum Maß des Fiebers, des Pulses Zahl und des Stoffs Gewicht spricht zu Beginn die Wirksamkeit des Saturn an, welche die Stoffwechselprozesse der Entzündung und Fieberentwicklung strukturiert und anschließend Sonne und Mond. Bei der «zentralen Meditation» der kosmischen Wirksamkeit geht es um ein Schauen (»Schau, was kosmisch sich fügt ...«), hier um das wahrnehmende Fühlen (»Fühle in des Fiebers Maß ...«).

Die Menschengestaltung führt über das Flüssige schließlich zum Festen. Nun leitet die Meditation von den kosmischen Evolutionstufen des Saturn, der Sonne und des Mondes zur Erdenwelt über: «Dann schauest Du in Deinem Heilerwillen auch des Erdenmenschen Heilbedarf.» Die Dreigliederung des Patienten wird in ihrem Verhältnis zum Makrokosmos und seiner kosmologischen Entwicklung erfühlt, damit der bestehende Heilbedarf nun erschaut werden kann. Es ist ein schauend gewordener Heilerwille. Handeln aus Erkennen entwickelt eine Lichtqualität, mit der das Schauen im sonst nur schlafbewussten Willen verbunden ist. Als moralische Intuition im Willen, die aus der Frage: «Wie finde ich das Gute für den Patienten?», entsteht und durch die meditative Arbeit zur Wirksamkeit gebracht werden kann, entwickelt sich das «Licht» im Heilerwillen.

5.11 Die Wesensgliederwirksamkeit erfassen

Für die praktische Umsetzung des Heilbedarfes braucht es nun das Verständnis der Wesensgliederwirksamkeit. Der Weg führt entsprechend von der «klinischen Symptomatologie», also vom Fieber, dem Rhythmus des Herzens und der leiblichen Gestaltungskraft zum Erfahren der zugrunde liegenden Wesensgliederwirksamkeit. «Und so wollen wir jetzt vor uns hinstellen, dass von den Gliedern der menschlichen Natur, physischer Leib, Ätherleib, Astralleib und Ich, jedes dieser Glieder seine besondere Struktur hat.»[124] Sie ist krankheitsbedingt verändert und es müssen nun die Arznei- und Heilmittel gefunden werden, die das pathologische Wirken der Wesensglieder abnehmen. Dadurch werden sie frei und können gesundend wirken.

Die beobachtbaren Krankheitssymptome offenbaren durch das meditativ vertiefte, erkennende Fühlen die gesundenden Kräfte der Geistesgabe des Saturn, der Seelenkraft der Sonne, der Formenmacht des Mondes und bringen aus diesem Spannungsfeld den Heilbedarf des Patienten zum Bewusstsein. Nun braucht es die Erkenntnis der Wesensgliederwirksamkeit, um vom Heilbedarf zu den konkreten Therapien zu kommen. Den Ausgangspunkt nimmt wieder die Polarität der physischätherischen und der geistig-seelischen «Struktur». Erstere entfaltet sich in den Wachstumsprozessen, hat eine «zentrifugale» Wirksamkeit, die vom «Zentrum des Lebens» die einzelnen Organe heraustreibt. Wir können uns die mikroskopisch kleine Keimanlage im Stadium der Morula vorstellen, aus der alle Organe und Leibesgestaltungen sich wie zentrifugal «heraustreiben». Demgegenüber werden die astrale und die Ich-Struktur «von außen nach innen getrieben».

Aus dieser Polarität folgt der Leitsatz für das menschliche Erkranken, das durch ein Ungleichgewicht der beiden Pole entsteht: «Physische Erkrankungen beruhen auf dem Geistigwerden des physischen Organismus oder seiner Teile; geistige Erkrankungen beruhen auf dem im physischen oder ätherischen Sinn Gestaltetwerden des Astralischen oder der Ich-Organisation oder einer ihrer Teile.»[125] Damit steht das Krankheitsverständnis unter dem Motiv der Wechselwirkung von Leuchtekraft und Schweremacht und wird am Ende des Osterkurses ebenfalls thematisiert.

In der Meditation zur Leuchtekraft und Schweremacht wird der Meditierende selbst angesprochen: «Schau in deiner Seele Leuchtekraft, fühl in deinem Körper Schweremacht». Es wird also auf innere Erfahrungen gewiesen, die sich nicht auf den anderen Menschen oder den Patienten beziehen, sondern auf das eigene Erleben von Seele und Körper. Das ändert sich nun in der folgenden Meditation. Sie möchte zum Erkennen der beiden polaren Wirksamkeiten, dem mit dem Körper verwobenen Äthersein auf der einen, dem Seelenwirken, in dem das Geistes-Ich strahlt, auf der anderen Seite, führen. Hierzu richtet sich der innere Blick nicht auf das eigene Wesen, sondern auf die körperliche Gestaltverwandlung des Menschen von der Frühzeit bis in die Jugendzeit und auf die qualitativen Veränderungen beim Übergang vom Leib des alten Menschen zu demjenigen des Jugendlichen:

Schiebe die Frühzeit
In des Kindes Alter,
Und des Kindes Alter
In die Jugendzeit:
Dir erscheint verdichtet
Menschenäthersein
Hinter Körperwesen –

Schiebe die Altersdichte
In die Menschenreifezeit,
Und das Reifealter
In das Jugendleben:
Dir ertönt in Weltenklängen
Menschenseelenwirken
Aus dem Ätherleben.

Durch die Metamorphose der Leibesentwicklung von der ersten Lebenszeit über des Kindes Alter bis zur Jugendzeit entwickelt das Denken eine Bewegung, die den Bildekräften in der Leibesgestaltung entspricht. Jede körperliche Form ist – wie angeführt – eine zur Ruhe gekommene Bewegung. Die Erfassung des Ätherischen bedarf eines Wieder-in-Bewegung-Bringens des Geformten, was durch den ersten Teil der Meditation geübt wird. «Wenn Sie sich so gewöhnen, Bilder zu gestalten durch Ausweitung und Einstülpung, dann sind Sie am Anfang dessen, was Sie brauchen, um wirklich die Seele daran zu gewöhnen, im Imaginativen zu arbeiten.»[126] Es geht dabei um die meditativ gestaltete Formverwandlung des physischen Leibes, der in dieser räumlichen Gestaltmetamorphose das Wirken der ätherischen Organisation im denkenden Nachvollzug zum Bewusstsein bringt. Sie ist normalerweise im Gewahrwerden des Körpers nicht sichtbar, da sie sich nicht im Augenblick, sondern in der Zeit realisiert. Sie wird nun in der denkenden Aktivität «verdichtet» und erscheint hinter dem körperlichen Wesen. Hierzu stellt man sich z.B. eine späte Phase der embryonalen Leibbildung, also aus der «Frühzeit» menschlicher Entwicklung vor und vergrößert sie bis zur Körpergröße eines Kindes. Dann werden beide Bilder ineinandergeschoben. Nun fällt der große Kopf der embryonalen Leibesanlage auf, genauso die kleinen Gliedmaßen. In einer «plastizierenden» Denktätigkeit wird anschließend der Kopf «verkleinert», bis er die kindgemäße Form angenommen hat; umgekehrt werden durch die denkende Aktivität die Gliedmaßen verlängert und gestreckt. Der Vorgang wiederholt sich entsprechend bei der Leibverwandlung von der Kindheit in das Jugendleben. Bei dieser Übung verspürt man die plastizierende Willensaktivität des Denkens, die sich ganz in die organisch plastizierende Wirksamkeit der formverwandelnden ätherischen Kräfte fügt. Die Übung soll dadurch eine Empfindung für das Wirken des Ätherleibes im Patienten wecken. Das Plastizieren der Organbildungen mit den Händen (z.B. in Ton) ist wie eine Vorübung, um dann in der inneren Aktivität des «plastizierenden» Denkens die Formverwandlungen zu vollziehen.

Die astralische Wirksamkeit wird durch die rückwärtige Reihenfolge zugänglich. Nun beginnt die Meditation bei der Altersdichte, führt über die Reifezeit des Menschen zum Jugendleben. In dieser Abfolge stehen nicht umfassende Formveränderungen wie bei der ersten Metamorphosenreihe im Vordergrund. So sind die leiblichen Formveränderungen in der Kindheit und Jugend in der Regel intensiver als in der Erwachsenenzeit und im Alter.

Hier handelt es sich um qualitative Verwandlungen. Sie können gespürt werden, wenn z. B. das Gesicht eines sehr alten Menschen in dasjenige der Reifezeit oder gar des Jugendlebens überführt wird. Eindrücklich ist auch die vorstellungsmäßige Verwandlung der Hand im Greisenalter zu derjenigen im reifen Alter und im Jugendleben. Aus der faltenreichen, trockenen, mit dünner Haut versehenen Hand, welche die Knochen betont und die Muskeln zurücknimmt, entsteht in der Vorstellungsverwandlung die lebensvolle Hand des jugendlichen Menschen. Im Alter zieht sich der Flüssigkeitsorganismus aus vielen Bereichen der Haut zurück, sie wird trocken, kann dann im Juckreiz zu einem belastenden Bewusstsein erwachen. Die Atrophie der Haut und das Zurückziehen des Flüssigkeitsorganismus können eine «saugende» Qualität erfahrbar machen, die mit dem kindlichen Hautturgor und den aufbauenden Lebensprozessen eindrucksvoll kontrastiert. Die astralische Wirksamkeit führt zu Abbau und Alterung. Auf der physischen Ebene kommt es zu einer vermehrten Sklerose, also einer Zunahme der Dichte. Die aufbauenden leibbildenden Prozesse werden nicht bewusst erfahren, demgegenüber geht die Bewusstseinsentwicklung des Menschen mit körperlichem Abbau und Alterung einher. Nun ist es nicht mehr eine Verstärkung der Denkkraft, die in der ersten Metamorphosenreihe die Formverwandlung «plastiziert», sondern eine davon zu unterscheidende Qualität. Man kann auf diesen Unterschied aufmerksam werden zwischen der bildnerisch-plastizierenden Denktätigkeit und der ganz anderen Empfindungsqualität, die im Zusammenhang mit der rückwärtigen Metamorphosenreihe entsteht und aus dem Verwandlungsprozess «tönt». Das Ätherische erscheint durch den ersten Meditationsteil verdichtet, das Astralische tönt. Dabei werden die drei Wesensglieder Körper, Ätherleib, astralischer Leib in ihren polaren Wirksamkeiten gegenübergestellt: Das aufbauende und verdichtet erscheinende Ätherische, das abbauende, in den Alterungsprozessen wirkende, in Weltenklängen erfahrene Astralische. Der Therapeut soll dadurch in der Wahrnehmung des Patienten empfänglich werden, sowohl für das Wirken der ätherischen Kräfte im Körper als auch der zur Alterung und dem Abbau führenden astralischen Wirksamkeit, in welcher das Ich-Wesen des Menschen wirkt. Es entwickelt sich wie ein Gespür für das Verhältnis von Leuchtekraft und Schweremacht, welches dann zu den therapeutischen Empfehlungen leitet. Die manchmal abstrakt anmutenden Beschreibungen der Wesensgliederwirksamkeiten des Patienten bekommen eine vertiefte, empfindbare und nicht nur intellektuell begriffene Qualität. Sie impulsieren dadurch den Willen zur Hilfeleistung, also den Heilerwillen, der dann «reflexartig» den Willen zum Gesunden bei dem Patienten weckt.

5.12 Der gesunde Mensch

Die abschließende Meditation wurde Ärzten und Priestern gemeinsam gegeben und hat damit eine besondere «Heimat», die zu berücksichtigen ist. Sie eröffnet die Möglichkeit einer berufsgruppenübergreifenden Zusammenarbeit zwischen der seelsorgerischen und der ärztlichen Tätigkeit. In dieser Meditation geht es um die Gesundungs- und Entwicklungskräfte des Menschen, die dazu führen, dass der Mensch als freies und verantwortlich handelndes Wesen durch seinen Leib in der Welt wirken kann.

Die Meditation beginnt mit einer Art Versprechen: «Ich werde gehen den Weg ...» Innere Entwicklungen beginnen oftmals mit einem «Versprechen», das der Betreffende sich selbst gibt. Denn sie brauchen eine Verlässlichkeit und Treue zu dem einmal gefassten Entschluss. Versprechen setzt ein Verstehen seines Inhaltes voraus, sonst ist es ein «blindes» Versprechen. Damit folgt es idealerweise einer Erkenntnis in die Notwendigkeit des Bemühens. Mit einem Versprechen ist aber auch immer eine Beziehung verbunden; meistens zu einem anderen Menschen, manchmal zu sich selbst. Im Unterschied zu den vorangegangenen Meditationen beginnt die pastoralmedizinische nun mit einem innerlichen Versprechen, das sich auf einen Weg bezieht, der zwei Berufsgruppen verbindet.

Dann folgt die Begegnung mit den Elementen: «... der die Elemente in Geschehen löst ...» Der esoterische Entwicklungsweg in der Heilkunst als auch derjenige der Michael-Schule führt nach der Entwicklung der Seelenkräfte zur Begegnung mit den vier Elementen, also der elementarischen Welt. In der pastoralmedizinischen Meditation geht es nun nicht um die vier Elemente, sondern «... jetzt die chemischen Elemente, die achtzig, sie lösen sich in Vorgänge auf».[127] Der Weg von den Elementen als zur «Ruhe gekommenen Prozessen» zu den elementarischen Vorgängen führt zur übersinnlich-ätherischen Welt. In dieser wirkt der Christus, der nach unten und nach oben, zur Vaterwelt als auch zur Welt des Geistes führt. Es erscheint damit eine Richtungsqualität in der Meditation. Das Walten des Vater-Geistes führt in den Weltentiefen, also im «Unten» zum Sein (»denn es waltet der Vater-Geist der Höhen in den Weltentiefen Seinerzeugend», Grundsteinmeditation, s. S. 178): Aus den Schöpfungsgedanken in den Höhen der geistigen Welt, des Himmels, entstehen die Wesen und Vorgänge der irdisch-sichtbaren Welt. Die Weltgedanken des Geistes

(s. S. 178 Grundsteinmeditation) in der uns umgebenden Welt warten auf das bewusste Erkennen durch den Menschen. Vorher sind sie wie «schlafend» in den Wesen und Vorgängen der Welt wirksam. «Es walten des Geistes Weltgedanken im Weltenwesen Licht-erflehend», heißt es entsprechend in der Grundsteinmeditation weiter. Friedrich Schiller weist auf diese Zusammenhänge: «Das Universum ist ein Gedanke Gottes. Nachdem dieses idealistische Geistesbild in die Wirklichkeit hinüber trat und die geborne Welt den Riss ihres Schöpfers erfüllte – erlaube mir diese menschliche Vorstellung –, so ist der Beruf aller denkenden Wesen, in diesem vorhandenen Ganzen die erste Zeichnung wieder zu finden, die Regel in der Maschine, die Einheit in der Zusammensetzung, das Gesetz in dem Phänomen aufzusuchen und das Gebäude rückwärts auf seinen Grundriss zu übertragen. Also gibt es für mich nur eine einzige Erscheinung in der Natur, das denkende Wesen.»[128]

Das Walten des Vater-Geistes ist mit dem Schicksal des Menschen verbunden. Wenn wir die Weisheit des Lebens bestaunen, die Bewegungen in unserer Biografie gewahr werden, die den einen zum anderen Menschen führen und als «Wehen» des Schicksals die einzelnen Lebensereignisse formen, so wirken die Geister der zweiten Hierarchie als Weisheit, Bewegung und Form im menschlichen Leben. Die Schöpfung unseres Schicksals weist demgegenüber auf die erste Hierarchie. Wir leben unser Leben in «wachsenden Ringen» (Rilke) in unserer Biografie, die Wesen der zweiten Hierarchie wirken in seinen Ereignissen, Bewegungen und den weisheitsvollen Fügungen, die Wesen der ersten Hierarchie schließlich sind in gewissem Sinne die Schöpfer des Schicksals, führen zu den «gerechten Ausgestaltungen»[129] für das Erdenleben des Menschen. Die erste Hierarchie steht dem göttlichen

Vater nahe, so wird es in der ersten Strophe der Grundsteinmeditation angedeutet. Krankheiten im Lebenslauf des Menschen stellen sich in das Schicksal. Sie werden zum Teil durch den Einfluss der Vererbung gebahnt und durch vieles gestaltet, was wir im Leben erleben und erleiden. Sie tragen aber auch keimhafte Zukunftskräfte in sich und sind durch den «Gesundwerdewillen» des Patienten verwandelbar. Insofern kommen den Vergangenheitsaspekten des Karma keine fatalistischen Auswirkungen zu. Allerdings können wir die Wirksamkeit des vergangenen Schicksals auch nicht übersehen. So haben viele Menschen früh in ihrem Leben eine Ahnung für das schicksalsmäßig Kommende, auch von zukünftig eintretenden Erkrankungen, erfühlen also etwas von Schicksalsfügungen im Sinne eines keimhaften «Geist-Erinnerns».

Der Sinn der Krankheit ist ihre Heilung; das aus der Vergangenheit kommende Schicksal findet seinen verwandelnden Ausgleich durch die Heilung und die mit ihr verbundenen Entwicklungsschritte. Darauf weist der erste Teil dieser Meditation:

Ich werde gehen den Weg,
Der die Elemente in Geschehen löst
Und mich führt nach unten zum Vater
Der die Krankheit schickt zum Ausgleich des Karma

Aber nicht nur der Leib mit seiner Schweremacht, sondern auch das Bewusstsein mit seiner Leuchtekraft ist im Erdenleben verändert. Sein vorgeburtliches Leben ist erstorben; die Lebenskräfte des Denkens, welche noch in der kindlichen, schöpferischen Fantasie leben, werden zu den abstrakten Gedanken des Alltagsbewusstseins, zur bloßen Information. Dabei decken sie ihre ursprüngliche geistige Heimat zu, lassen uns das geistige Wesen vergessen, das sie als mehr oder weniger abstrakte Begriffe noch in sich tragen. Dadurch lebt der Mensch im gedankengetragenen Bewusstsein ständig in einer Welt des «Irrtums», die ihm sein eigentliches geistiges Wesen und den geistigen Urgrund der Welt verhüllt. Er kann sich allerdings in dem gedankengetragenen Alltagsbewusstsein als Ich-Wesen erfassen, sein Ich-Bewusstsein entwickeln, ist aber andererseits von dieser nun dem Irdischen, nicht mehr dem Himmlischen zugewandten Bewusstseinswelt abhängig. Die Verbindung mit der geistigen Welt durch das Erkennen kann demgegenüber zur Freiheit befähigen. Es ist der Weg nach «oben», zum Geiste, zum Heiligen Geist. Auf den Körper bezogen besteht ein Heilbedarf für die Krankheit, «die der Vater schickt». In der Bewusstseinswelt besteht die Notwendigkeit, den Irrtum zu überwinden, um zur Freiheit zu kommen. Heilen der Krankheit («weil die Krankheit erst dann ihren Sinn erreicht, wenn sie geheilt wird»[130]) und das Erkennen zur Überwindung des Irrtums stehen in Zusammenhang. Der Geist «heilt» die Seele, führt aus der Welt des Irrtums hinaus und dem freien Wollen entgegen. Christus führt zwischen diesen zwei Ausrichtungen «nach unten und nach oben, harmonisch Geistesmensch in Erdenmenschen zeugend». Mit diesen letzten Worten ist der gesunde Mensch charakterisiert. Hier geht es darum, dass sich das geistige Wesen des Menschen harmonisch mit dem körperlichen Erdenmenschen verbindet. Der michaelische Erkenntnisweg möchte den Menschen immer mehr zu seinem wahren Menschwerden führen, der therapeutische Entwicklungsweg demgegenüber dabei helfen, dass sich das geistige Wesen harmonisch mit dem Erdenmenschen verbindet. Dies geschieht nicht passiv oder gar von selbst. Hier bedarf es der zeugenden Kraft der Christus-Wesenheit als dem eigentlichen Heiler des Menschen. Der raphaelische Weg führt also zum Christus-Wesen, ist auf den großen Heiler ausgerichtet.

Ich werde gehen den Weg,
Der die Elemente in Geschehen löst
Und mich führt nach unten zum Vater
Der die Krankheit schickt zum Ausgleich des Karma
Und mich führt nach oben zum Geiste
Der die Seele in Irrtum zum Erwerb der Freiheit leitet
Christus führt nach unten und nach oben
Harmonisch Geistesmensch in Erdenmenschen zeugend.[131]

Diese Meditation steht in einer Beziehung zur Meditation über das Zusammenwirken von Leuchtekraft und Schweremacht. Auch in dieser leuchtet die Trinität auf. Ihre Zeile «In der Leuchtekraft strahlet Geistes-Ich» weist auf den Geist, «in der Schweremacht kraftet Gottes Geist» demgegenüber auf die Vater-Welt, «denn der Körper ist Gottes».[132] Das gesunde Verhältnis zwischen Leuchtekraft und Schweremacht weist auf die Christus-Wirksamkeit. Vor diesem Hintergrund bekommt die Charakterisierung des Goldes, also des Sonnenmetalls, welche der Beschreibung dieser Meditation am Ende des Hochschulkurses für die Mediziner zur Weihnachtszeit 1924 vorausgeht[133], eine besondere Bedeutung.

Damit führt der meditative Entwicklungsweg des Therapeuten aus der Begegnung mit dem Patienten zum Makrokosmos und leitet durch das Erschauen des Heilbedarfes zurück zur Wesensgliederwirksamkeit, die für das Gesunden durch Arznei- und Heilmittel unterstützt werden soll. Heilen hat demzufolge eine tiefe spirituelle Wirklichkeit, ist wie ein Atmen vom kranken Menschen zu den Heilkräften des Makrokosmos und wiederum im inspirierten Heilerwillen zurück zum Patienten. «Eine Durchchristung wird stattfinden, wenn die Dinge so gefasst werden, dass man wieder zum Kosmischen kommt»[134], führte es Rudolf Steiner für die «jungen Mediziner» aus.

Krankheit entsteht im menschlichen Organismus durch ein Aus-dem-Gleichgewicht-Geraten. Die Dominanz des Nerven-Sinnes-Systems führt beispielsweise zu den sklerosierenden Erkrankungen, diejenige des Stoffwechsel-Gliedmaßen-Systems zu den entzündlichen und allergischen Krankheitsbildern. In beiden Situationen ist die Wirksamkeit des zwischen den beiden Polen der Dreigliederung vermittelnden Rhythmischen Systems eingeschränkt. Das harmonische Zusammenwirken desintegriert sich mit der Erkrankung und braucht durch die therapeutischen Bemühungen seine Re-Integration. Heilen fördert das für jeden Menschen individuelle Gleichgewicht für des Lebens «vollendetes Menschsein». Vor dem Hintergrund der plastischen Darstellung dieser Polarität und ihrer Gleichgewicht-schaffenden Mittelpunktsfigur durch Rudolf Steiner und Edith Maryon wird auf die Quelle der Heilungsprozesse gewiesen: Als Therapeuten verbinden wir uns mit dem Wirken des Christus, und zwar als kosmischem Wesen (s. Abb. 8).

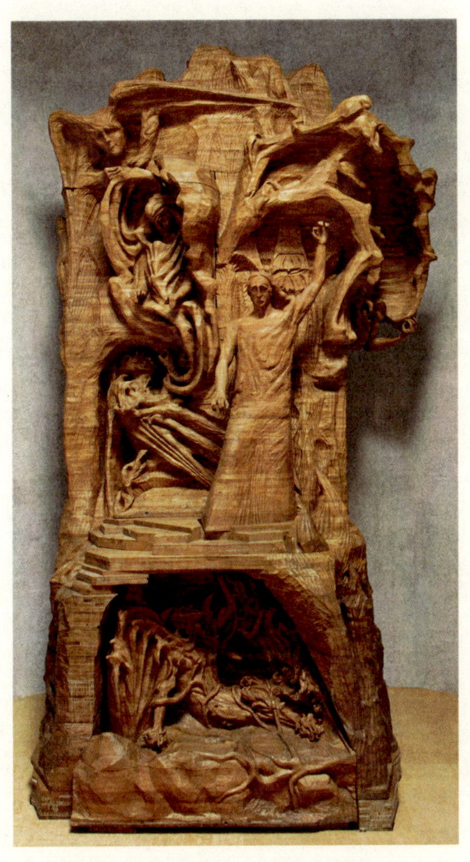

Abb. 7: Der Menschheitsrepräsentant. Holzplastik Rudolf Steiners und Edith Maryons. Sie zeigt den Menschen in Auseinandersetzung zwischen den auflösend-luziferischen und den verfestigend ahrimanischen Kräften, das Gleichgewicht suchend. Als Menschheitsrepräsentant steht die mittlere, schreitende Figur mit dem Christus-Wesen in Beziehung. Sie gibt die entscheidende Orientierung für den Erkenntnis- und Entwicklungsweg des Menschen und ist in gleicher Weise mit dem Hellen verbunden. Copyright Foto: Mirela Faldey, Dokumentation am Goetheanum.

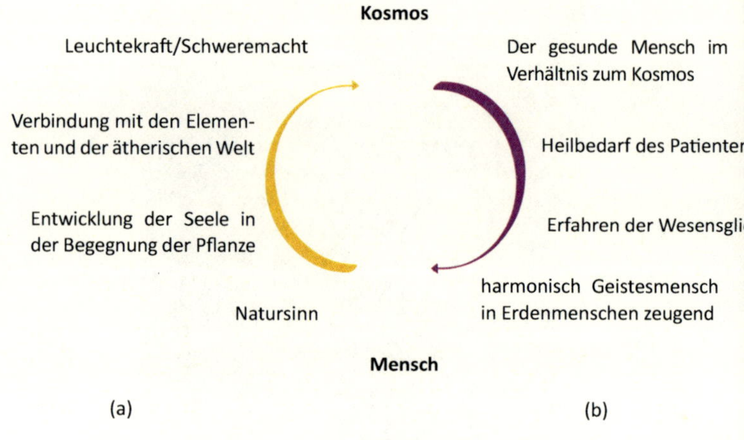

Abb. 8: Der Entwicklungsweg des Therapeuten atmet zwischen der Sinneswelt und der geistigen Welt: Die Naturanschauung vertieft sich zum Verständnis des kranken Menschen und öffnet dadurch den Sinn für die heilenden Kräfte im Makrokosmos (a); das gesunde makrokosmische Urbild des Menschen leitet über zum Erschauen des Heilbedarfs (b).

Dieser Weg vom Mikrokosmos zum Makrokosmos in der Heilmittelfindung und umgekehrt – vom Makrokosmos zum Mikrokosmos – in der Heilmittelanwendung und -wirksamkeit findet sich in den beiden Kursen Rudolf Steiners zur esoterischen Vertiefung der Heilkunst: Der erste Kurs in der ausklingenden Weihnachtszeit 1924 betont den Weg von der Begegnung mit der Natur, also der Entwicklung des Natursinnes, bis zum Erfassen der Heilungskräfte im Makrokosmos, der Osterkurs beginnt demgegenüber mit den Beziehungen zum Makrokosmos und führt zum Menschen. Dieses «Atmen» zwischen Mikro- und Makrokosmos gehört zu den Grundmotiven der neuen, christlichen Mysterien: «Dazu müssen Sie solche Dinge wie diejenigen, ... vom kosmischen Verstehen des Menschen, vom Verstehen des Menschen aus dem Kosmos herein, mit dem allergrößten Ernst nehmen können, und dann werden Sie sich hineingestellt fühlen in der richtigen Weise in die Aufgabe, die Ihnen heute durch Ihr Karma gestellt ist.»[135]

Zum Wesen der neuen Mysterien gehört die Verbindung des esoterischen Arbeitens mit der exoterischen, praktischen Tätigkeit. In der Vergangenheit waren diese Bereiche voneinander getrennt, nun ist es seit dem Beginn des Michael-Zeitalters entscheidend, dass sich das spirituelle Leben mit der praktischen Wirksamkeit verbindet. Dieses Motiv findet sich in dem meditativen Entwicklungsweg in der Heilkunst, welcher die spirituelle Erkenntnisarbeit mit der praktischen Tätigkeit vereint. Allerdings kommt es hier auf ein sachgemäßes Verhältnis dieser sonst so unterschiedlichen Bereiche an. «Ungetrennt und unvermischt»[136] bezeichnet es am besten. Ähnlich wie der Tag im Zusammenhang steht mit der Nacht, von ihr also «ungetrennt» ist, so dürfen sich beide aber auch nicht vermischen. So bestimmt sich auch das Verhältnis der meditativen Arbeit zur praktischen Tätigkeit.

Beide Ausrichtungen des meditativen Erkenntnisweges des Therapeuten finden sich in der zentralen Meditation wieder, die den Grundstein für die Anthroposophische Gesellschaft und ihre Freie Hochschule für Geisteswissenschaft mit den Fachsektionen bildet und mit dem erneuerten Mysterienwesen verbunden ist: «Und man wird einmal, wenn über diese Dinge in der Welt in der richtigen Weise wird gedacht werden, die Aufgabe des Goetheanums würdigen, indem man erkennen wird, dass es diesem Goetheanum oblag, die Mysterien zu erneuern», beschrieb es Rudolf Steiner im Rahmen der Ersten Klasse der Freien Hochschule für Geisteswissenschaft.[137] Die Grundsteinmeditation wurde wenige Tage vor den Medizinerkursen während der Weihnachtstagung 1923/24 das erste Mal gesprochen und in sieben Rhythmen verdichtet. Wir finden in ihr ebenfalls den aufsteigenden Weg von der Menschenseele im dreigliedrigen Leib bis zum Geistig-Göttlichen und wiederum zurück zu den Seelen der Menschen und damit einen wesentlichen Zusammenhang dieser Meditation mit der esoterischen Entwicklung des Therapeuten.[138]

7 Die Grundsteinmeditation

Die Grundsteinmeditation gab Rudolf Steiner anlässlich der Weihnachtstagung 1923/24 zur Begründung der Anthroposophischen Gesellschaft und ihrer Freien Hochschule für Geisteswissenschaft. Sie ist die grundlegende Meditation des anthroposophischen Kulturimpulses und zeigt deswegen mannigfaltige Beziehungen zum esoterischen Leben in den einzelnen Sektionen der Freien Hochschule, wie z. B. der Medizinischen Sektion, und begründet die Allgemeine Anthroposophische Gesellschaft, welche diese Hochschule trägt. Sie spricht die individuelle Seele des Menschen an, weist ihr die Wege der spirituellen Entwicklung und führt zum zielorientierten gemeinschaftlichen Zusammenwirken.

Diese Meditation besteht aus vier Strophen[139, 140] (s. S. 178). Die ersten drei haben jeweils zwei Abschnitte. Sie führen den Menschen aus seinem alltäglichen Leben in eine innere Entwicklung seiner Seele, die sich dadurch immer mehr der geistig-göttlichen Welt nähern und sich mit ihr verbinden kann. Dieser Weg, der «das Geistige im Menschenwesen zum Geistigen im Weltenall führen möchte»[141], lebt im jeweils ersten Teil der Hauptstrophen der Grundsteinmeditation.

Ihr zweiter Teil spricht nun von dem göttlichen Wirken: Die sichtbare Welt und auch das menschliche Dasein in der Sinneswelt weisen auf die Schöpfermächte, die in den Aufbau- und Bildeprozessen, auch in jedem Heilen wirksam sind. Der Weg der Menschenseele zur Verbindung mit der geistigen Welt ist ein Erkenntnisweg und wird bewusst gegangen. Das Walten und Wirken der geistigen Wesenswelt wird in seinem «Ergebnis» in der uns umgebenden Welt den Sinnen sichtbar, vollzieht sich aber ansonsten im Verborgenen. Der Erkenntnisweg des Menschen ist unter diesem Gesichtspunkt dem bewussten Tag vergleichbar, die göttlichen Wirkenswege – auch die diesen nahestehenden Heilungsprozesse im Menschen – ereignen sich demgegenüber im Bewusstseinsdunkel der Nacht. Es ist wie ein Atmen, das die Menschenseele zu ihrem Ursprung und in die Verbindung zur geistigen Welt führt, um immer mehr ein wahrer Mensch zu werden, und dann – in umgekehrter Ausrichtung – das göttliche Walten in das irdische Werden leitet. Dieses geistige Atmen zwischen Mikrokosmos und Makrokosmos entspricht dem beschriebenen Gang des meditativen Erkenntnisweges des Therapeuten.

8 Wie finde ich das Gute?

Die Frage nach dem «Guten» und nicht nur das Wissen um das «Wirksame» ist für alle therapeutischen Berufe zentral. Wir ringen mit ihr, wenn es um ethische und existenzielle Fragen in der Therapie und der Begleitung des Patienten geht. Leitlinien berichten von Maßnahmen unterschiedlicher Wirksamkeit bei auf unterschiedlichem

Niveau nachgewiesener Evidenz. Ob sie allerdings auch für den Patienten in der jeweils individuellen Lebenssituation gut sind, entscheidet keine Studie, sondern das moralische Urteil. Hier wird Medizin mehr als Wissenschaft und in die Schicksalssphäre und damit in den Bereich des Moralischen gehoben. Die eindringlich erlebbare Frage nach dem «Guten» setzt eine höhere als die ausschließliche «fachkompetente» Urteilsfähigkeit voraus. Es mag richtig sein, einen Menschen mit akutem Myokardinfarkt einer koronarangiografischen Intervention zuzuführen, aber es muss bei einem Patienten mit fortgeschrittener Tumorerkrankung eben nicht gut sein. Rudolf Steiner beschreibt eine Möglichkeit zur Entwicklung von Urteilskompetenz, die sich durch die geisteswissenschaftliche Arbeit ergibt: «Geisteswissenschaft macht uns nicht zu Medizinern, aber Geisteswissenschaft befähigt uns, dasjenige, was durch den Mediziner in das öffentliche Leben eintritt, zu beurteilen, wenn wir nur richtig in die Geisteswissenschaft hineindringen.» Und an anderer Stelle: «denn es bestehen geheimnisvolle Kräfte in der menschlichen Seele, und diese geheimnisvollen Kräfte, diese Mysterienkräfte, die werden zusammenbinden die Menschenseele mit der geistigen Welt und werden durch dieses Band, das sich bildet zwischen der Menschenseele und der geistigen Welt, dass wir eingehen auf die Geisteswissenschaft, uns im einzelnen Falle, wenn wir der Autorität gegenüberstehen, urteilsfähig erscheinen lassen. Wir werden nicht dasjenige wissen, was die Autorität wissen kann, aber wenn die Autorität etwas weiß und im einzelnen Falle dieses oder jenes tut, werden wir fähig sein, es zu beurteilen.»[142] In der professionellen Arbeit lebt in uns selbst diese «wissenschaftliche Autorität» und wir müssen lernen, ihr gegenüber urteilsfähig zu werden, um das «Gute» zu finden. Hierfür braucht es die Verbindung der

Menschenseele mit der geistigen Welt. Diese soll durch die Meditation «Wie finde ich das Gute» entwickelt werden.

Der Erkenntnisweg der Michael-Schule (in der Ersten Klasse der Freien Hochschule für Geisteswissenschaft beschrieben) stellt die Frage nach der Selbsterkenntnis. Diese bedeutet nicht das Auflisten von Stärken und Schwächen, sondern den inneren Wunsch, immer mehr «Mensch zu werden». Wir sind auf dem Weg, immer mehr Mensch zu werden und dadurch die Verbindung zur geistigen Welt zu finden. Unser Menschsein ist teilweise verhüllt, zum Teil aber auch noch nicht entwickelt. Im Vergleich zu den vollkommenen Wesen um uns herum in den Naturreichen und über uns, der unendlichen Vollkommenheit der Sternenwelt und der uns täglich begegnenden und die Sinneswelt erhellenden Sonne, empfindet sich der Mensch als klein und entwicklungsbedürftig. Wir sind in gewissem Sinne «unfertig entlassen». Diese Aufforderung zum inneren Werden und Wachsen, also zu geistiger Entwicklung kann zu seinem Lebensbedürfnis werden. Den Leib hat die Natur in unendlicher Vollkommenheit geschaffen. Das Ich-Wesen des Menschen ist hingegen noch unvollkommen und muss sich zu seiner Vollkommenheit erst entwickeln. So möchte Anthroposophie den Menschen in der Entwicklung seiner Seelenfähigkeiten unterstützen, damit er die Schwelle zwischen der alltäglichen Bewusstseinswelt und der Geisteswelt überschreiten kann. In einem vorher finsteren, nicht bemerkten Bereich der Welt kann dadurch Licht entstehen.

Der raphaelische Weg bezieht sich demgegenüber auf das Heilen, also auf das Leben. Zwischen Licht und Leben steht die Wärme, indem sie aus dem Leben das Licht entbindet oder – umgekehrt – in der «Brutwärme» das geistige Licht in die aufbauenden Lebensprozesse führt.

Sie verbindet sich mit der Frage nach dem «Guten». In der Grundsteinmeditation begegnet sie uns als eine Bitte in ihrer letzten Strophe: «Dass gut werde ...», auf dem raphaelischen Entwicklungsweg wird sie in der Wärmemeditation «Wie finde ich das Gute?» gestellt. Auch hier erscheint die Beziehung zur Wärme als dem Element, in dem wir unsere Menschheit fühlen und uns bewusst machen, dass wir in der Wärme das Gute verwirklichen können.

Die Wege der Erkenntnis und des Heilens werden also durch die Wärme verbunden, die einmal in der vierten Strophe des Grundsteins lebt, andererseits in der Wärmemeditation direkt angesprochen wird.

9 Die Wärmemeditation

Die Wärmemeditation wurde von Rudolf Steiner auf eine Bitte der früh verstorbenen Ärztin Helene von Grunelius (1897–1936) an diese und Ita Wegman gegeben (vermutlich 1923). «Da gab er ihr (Helene von Grunelius) die Wärmemeditation und sagte, dass sie diese weitergeben dürfe an alle zukünftigen Teilnehmer. Er selbst wolle sie an Dr. Wegman geben.»[143]

Die Wärmemeditation besteht aus einer Vorbereitung, gewissermaßen dem Weg zum inneren Ort der Meditation, und dieser Meditation selbst. In der Vorbereitung leuchten Fragen auf: Wie finde ich das Gute? Kann ich das Gute denken, fühlen, wollen? Diese Fragen führen zu einer ersten Selbstbesinnung des Menschen. Die Frage nach dem Guten ist keine wissenschaftliche Frage, sondern eine moralische. Sie kann ihrem Ergebnis nach nicht durch Leitlinien bestimmt werden, sondern braucht die Beziehung zum anderen Menschen, entsteht in diesem

Raum, «wo zwei oder drei in Meinem Namen versammelt sind», und führt zu einem ahnenden Erfassen des Guten. Sehr schnell wird deutlich, dass der Behandelnde das Gute nicht denken kann. Denken beleuchtet unterschiedliche Handlungsoptionen, kann sie in einem Bild zusammenstellen, beantwortet aber nicht die Frage, ob eine dieser Möglichkeiten auch für den betreffenden Patienten nicht nur wirksam, sondern auch «gut» ist. Eine tiefe Dimension leuchtet auf, die das Denken nicht erreicht. Es geht nicht nur um seine inneren Werte, sondern reicht bis zu seinem Schicksal. Das Besinnen auf das Denken bringt dessen Beziehung zum ätherischen Leib zum Bewusstsein, der seinen Wirkungsort im wässrigen Element hat. In diesem Element ist also das Gute nicht zu finden.

Die zweite Frage bezieht sich auf das Fühlen. Wir können das Gute fühlen, aber dadurch ist es noch nicht Wirklichkeit. Wenn wir aus vielen Handlungsoptionen die geeignete und in diesem Sinne für den Patienten «gute» finden wollen, so kennen wir oftmals ein bestimmtes «Ahnen», das uns in die eine oder andere Richtung lenkt. Dieses Ahnen beginnt schon bei der Diagnose, beim Verstehen des Patienten und leitet einen dann bei diagnostischen und therapeutischen Entscheidungen. Dem Erkennen geht oftmals ein Ahnen voraus: Wir ahnen unterschiedliche, auch mathematische Zusammenhänge, bevor wir sie dann «bewiesen» haben. Bevor wir die Winkelsumme im Dreieck als konstant erkennen, haben wir diese Möglichkeit erahnt und als verfolgenswert erlebt. Insofern erwacht auch in der Heilkunst ein Ahnen des Guten, was dann zur Wirklichkeit geführt werden muss. Das ahnende Fühlen – Rudolf Steiner beschreibt es in der «Geheimwissenschaft im Umriss» als die «gesunde Ahnung»[144] – ist mit dem astralischen Leib verbunden und seiner Wirksamkeit im Element der Luft.

Die dritte Frage bezieht sich auf das Wollen und führt zur inneren Antwort: «Ich kann das Gute wollen.» Nun wird das Erahnte zur Erkenntnis verdichtet, die zu freiem Wollen führt und das Gute verwirklichen kann. Das Wollen ist mit dem Ich verbunden. Ein Ich-Wesen ist nicht von dessen Willensfähigkeit zu trennen. Zu den unverzichtbaren Qualitäten eines Wesens und so auch des geistigen Menschen-Wesens gehört, dass es wollen kann. Insofern ist das Wollen vom Ich «versorgt», das in der Wärme lebt. Dadurch kann das Gute in der Wärme wirksam werden.

Wärmemeditation

Vorbereitung: Wie finde ich das Gute?
1. Kann ich das Gute denken?
Ich kann das Gute nicht denken.
Denken versorgt mein Ätherleib.
Mein Ätherleib wirkt in der Flüssigkeit meines Leibes.
Also in der Flüssigkeit des Leibes finde ich das Gute nicht.
2. Kann ich das Gute fühlen?
Ich kann das Gute zwar fühlen; aber es ist durch mich nicht da,
wenn ich es nur fühle.
Fühlen versorgt mein astralischer Leib.
Mein astralischer Leib wirkt in dem Luftförmigen meines Leibes.
Also in dem Luftförmigen des Leibes finde ich das durch mich
existierende Gute nicht.
3. Kann ich das Gute wollen?
Ich kann das Gute wollen.

Wollen versorgt mein Ich.
Mein Ich wirkt in dem Wärmeäther meines Leibes.
Also in der Wärme kann ich das Gute physisch verwirklichen.

Ich fühle meine Menschheit in meiner Wärme.

1. Ich fühle Licht in meiner Wärme (Acht geben, dass diese Lichtempfindung auftritt in der Gegend, wo das physische Herz ist)
2. Ich fühle tönend die Weltsubstanz in meiner Wärme (Acht geben, dass die eigentümliche Ton-Empfindung vom Unterleib nach dem Kopfe, aber mit Ausbreitung im ganzen Leib geht)
3. Ich fühle in meinem Kopf sich regend das Welten-Leben in meiner Wärme (Acht geben, dass die eigentümliche Lebensempfindung vom Kopfe nach dem ganzen Körper sich verbreitet)

In der Vorbereitung der Meditation führen einleitende Fragen im Sinne der Selbstbesinnung zu den Wesensgliedern und den mit ihnen verbundenen Elementen. In der eigentlichen Meditation sind es dann nicht mehr die Elemente, sondern nun die Qualitäten der Welt des Lebendigen, die Ätherarten. Es ist in diesen Zeilen ein Weg bezeichnet, der von den Elementen, als dem erdwärts verdichteten Äther, zu den sonnenorientierten Ätherarten führt. Das aufkeimende Leben der Pflanze braucht die irdischen Elemente und wächst der Sonne als Quelle des Lebendigen und der Ätherarten entgegen. Dieser Weg führt von dem flüssigen Element über die Luft aufsteigend bis zur Wärme und betritt dann Licht, Chemismus und Leben der ätherischen Welt (s. Kapitel 5.3). Es ist die Welt, in der der Christus wirkt, wie es von Rudolf Steiner beschrieben wird. Er bezeichnet – einer erinnernden Mitteilung von Madeleine van Deventer zufolge – diesen Meditationsweg als einen Weg des Arztes zum Schauen des ätherischen Christus.[145] Von Ihm kommen die heilenden Kräfte des Lichtes, das in die Finsternis von vielen Lebens- und Erkrankungssituationen leuchtet, der Liebe, die als größte Arznei dem Heilen zugrunde liegt, und des Lebens, das im Heilen wirkt.

Die Vorbereitung führt zur Schwelle, an der die eigentliche Meditation beginnt. Sie bezieht sich in besonderer Weise auf das Fühlen des Menschen, auf die Herzenskräfte und damit auf die in ihm lebende Wärme. «Ich fühle meine Menschheit in meiner Wärme», lautet die Zeile, welche eine Schwelle in der Wärmemeditation bezeichnet. Hier geht es um die Beziehung des Ich-Wesens zur Wärme. Sie ist das Element, in dem das geistige Wesen des Menschen lebt. Allerdings heißt es nicht «Ich fühle mich in meiner Wärme», sondern es wird von «meiner Menschheit» gesprochen. Das Ich ist gottgeschenkt, ein göttlicher Funke im Menschen und dazu berufen, immer mehr das Menschliche und damit Menschheitliche zu entwickeln. Diese Entwicklung führt aus dem Irdisch-Persönlichen mit seinen vereinzelnden Qualitäten zu dem, was Menschen verbindet, eint und zum wahren Menschsein, dem Ewigkeitswesen leitet. Es wird auf den Weg in Seiner Nachfolge gewiesen, auf den Weg, der zur Christus-Wesenheit führt.

Auch die nächsten Zeilen beginnen mit dem «Fühlen». «Ich fühle Licht in meiner Wärme»: Ein Fühlen in der Wärme erspürt die Lichtqualität im menschlichen Herz. Es ist der Ort, in dem sich das ätherische Leben in die Lichtkräfte des Denkens metamorphosiert und damit auf ein erstes Aufleuchten im Bereich des Herzens weist. In der Meditation kann man sich auf dieses innere Seelenlicht des Herzens besinnen, auf sein Licht «achtgeben».

Ein zweites Fühlen wendet sich dem unteren Menschen zu: «Ich fühle tönend die Weltsubstanz in meiner Wärme». Die «Biochemie» des Lebendigen ist nach Zahlenverhältnissen geordnet, von denen das Periodensystem mit seiner siebenstufigen «Tonleiter» eine Grundlage ist. Zahlenverhältnisse sind für unser übliches Bewusstsein abstrakte Quotienten aus Messgrößen. Innerlich erfühlt leben in den ganzzahligen Verhältnissen der Stoffeswelt die musikalischen Intervalle und damit ein Abglanz der Sphärenharmonie, des Liedes, das «in allen Dingen»[146] schläft. Mit diesem zweiten Fühlen wendet sich die Seele dem Tönenden des Klangäthers oder chemischen Äthers zu. Er wirkt besonders im unteren Menschen, im Stoffwechselsystem. Es soll dabei darauf geachtet werden, wie sich die Ton-Empfindung von hier aus nach oben und in den ganzen Körper ausbreitet.

Mit der dritten Aufforderung zum Fühlen lenkt sich die Aufmerksamkeit in die Hauptesregion. Sie ist der Ort, an der sich das Physische und das Feste besonders ausbildet und die höheren Wesensglieder ein freies Verhältnis zur Leibesgrundlage entwickeln. Diese sind intensiv mit dem Stoffwechsel-Gliedmaßen-System verbunden und werden in jeder Bewegung in ihm wirksam. Sie bekommen ein atmendes Verhältnis zum Leib im Rhythmischen System: Mit jeder Einatmung verbinden sie sich mit dem mittleren Menschen, Herzfrequenz und Blutdruck steigen, mit jeder Ausatmung lösen sie sich von ihm und führen umgekehrt zur Verlangsamung des Herzschlages. Im oberen Menschen entwickelt sich das Licht des Bewusstseins; die Wesensglieder befreien sich von der physischen Grundlage und entwickeln ihre Wirksamkeit in der Bewusstseinswelt. In den Gedanken des Bewusstseins kommen die Lebenskräfte des Denkens zu einem Ende, sterben in den abstrakten Gedanken und Informationen unseres Bewusstseins ab. In der Bewusstseinswelt führen die Lebenskräfte bis zum «toten» Gedanken. Die Lebenskraft, die bis ins Physische reicht, wird als «Gedanken»- oder «Lebensäther» (s. S. 55) bezeichnet. Auf seine Wirksamkeit im Haupt des Menschen und von diesem dann in den übrigen Organismus ausstrahlend soll sich in dieser dritten Aufgabe für das Fühlen die Aufmerksamkeit konzentrieren.

Mit der Verbindung des Fühlens zur ätherischen Welt scheint ihr Licht, ihr Leben in die Seelenfähigkeiten des Menschen. Licht erleuchtet das Denken, das tönende, klingende Leben belebt das Fühlen und der kräftigste Äther, der bis in das Physische hereinwirkende Lebensäther, verstärkt das Wollen.[147] So kann die Begegnung mit der ätherischen Welt, in der der Christus wirkt, zu einer Licht-, Klang- und Lebensquelle für die Seelenfähigkeiten des Menschen werden und in der Begegnung mit dem Patienten zu dem führen, was im Denken als therapeutische Idee aufleuchtet, im Fühlen als das für diese Situation und diesen Menschen «Gute» erahnt und durch den Heilerwillen Wirklichkeit wird.

Der Weg zur Schwelle führt in der Vorbereitung zur Besinnung auf das Denken, Fühlen und Wollen: kann ich das Gute denken, kann ich es fühlen, wollen? Die große Frage «Wie finde ich das Gute?» differenziert sich in die drei Fragen an die Seelenfähigkeiten und ihre Antworten. Dann beginnt die eigentliche Meditation. Im Nachklang inspiriert sie die Seelenfähigkeiten und befähigt zum guten therapeutischen Handeln.

Die Mitteilung dieser «Ketten-Meditation» war ursprünglich als Weitergabe von Mensch zu Mensch vorgesehen, stand in engem Zusammenhang mit Ita Wegman als Leiterin der Medizinischen Sektion am Goetheanum (»Ita Wegman behielt bis zu ihrem Tode 1943 die persönliche Verantwortung für den Umgang und die Weiterverbreitung dieser spirituell-mantrischen Substanz der Anthroposophischen Medizin»[148]) und muss heute durch einen Bewusstseinsschritt diese innere Qualität des Zusammenwirkens ermöglichen. Es bedarf einer ihr entsprechenden Stimmung, welche die tiefen Dimensionen dieser Christus-Suche aufnimmt und in der Seele lebendig werden lässt. Anderenfalls käme es zur «Ent-Weihung» und zur Einschränkung ihrer Wirksamkeit.

Eine wichtige, in einem zunächst überraschenden Zusammenhang mit der Wärmemeditation stehende Frage von Helene Grunelius wurde von Rudolf Steiner durch die Übergabe dieser Meditation beantwortet. Sie bezog sich auf ein besonderes, auch heute noch aktuelles Thema, nämlich die «vergleichend geisteswissenschaftlich-naturwissenschaftle[n] Diagnostik», also einer Art «doppelter Buchführung».[149] Damit ist gemeint, die medizinischen Phänomene, biochemischen und (patho-) physiologischen Fakten mit einem geisteswissenschaftlichen Erkennen zu durchdringen. Also z. B. beim Krankheitsbild der Osteoporose nicht nur bei der Messung der Knochendichte stehenzubleiben, sondern die Phänomene des Lebendigen im Knochensystem, die Bedeutung der Seele für die Knochengesundheit und schließlich die Ich-Wirksamkeit im Knochenskelett, wie sie sich in der gefährdeten Aufrechte zeigt, zu studieren. Sofort entsteht ein anderes, tieferes Krankheitsverständnis, mit neuen therapeutischen Perspektiven.[150] Die Wärmemeditation kann – wie auch grundsätzlich der meditative Erkenntnisweg des Therapeuten – das Erkennen in dieser Richtung «beflügeln», um aus dem vertieften Krankheitsverständnis und der individuellen Situation des Patienten das therapeutisch «Gute» zu finden. Wir brauchen den Mut «zum Irrtum», um größere Zusammenhänge in der beobachtbaren Krankheitsphänomenologie zu finden, sie zu prüfen, um dadurch auch hier die besprochene Geste des «Natursinns» zu realisieren. Früchte der meditativen Arbeit können an unerwarteter Stelle auftreten und zu neuen Inspirationen, einer neuen Stufe im Krankheitsverständnis mit fruchtbaren therapeutischen Perspektiven führen.

Die Bezeichnung «Ketten-Meditation» («es sei eine Ketten-Meditation, nicht eine Kreis-Meditation. Dann bezeichnete er sie als den Weg des Mediziners zum Schauen des ätherischen Christus»[151]) weist auf den inneren Zusammenhang dieser meditativen Arbeit. Was ist unter diesem Aspekt der Unterschied im Bild der Kette bzw. des Kreises für die meditative Arbeit? Es kann der Eindruck entstehen, dass die Ketten-Meditation individuell, von Glied zu Glied der sich bildenden Kette für die individuelle Arbeit weitergegeben wird. Diese ist dann ganz frei und in die individuelle spirituelle Praxis gelegt. Ein gemeinsamer «Faden» verbindet die Glieder der Kette, wie ein geistiger Strom, der jedes Mal bei der Übergabe der Meditation an einen anderen Menschen belebt wird und auch bei der Praxis der Meditation vorbereitend wachgerufen werden kann.

Eine Kreis-Meditation hat demgegenüber ein Zentrum, auf das sie sich orientiert, und wird erst dann wirksam, wenn eine zusammenhängende und regelmäßige meditative Arbeit erfolgt. In der eurythmischen Gestaltung eines Kreises brauchen alle einzelnen Mitglieder das Bewusstsein für den gesamten Kreis und sein Zentrum. In seiner atmenden Bewegung, die ihn größer und kleiner werden lässt, lebt das Ganze, seine Bestimmung und es wird der Zusammenhang gewahrt. In der Einzelseele bildet sich bewusstseinsmäßig dann die ganze Gemeinschaft «und in der Gemeinschaft lebet der Einzelseele Kraft». Eine Kette bildet demgegenüber kein kreisförmiges Ganzes, wenn sie nicht geschlossen wird. Ihr Ursprungsimpuls setzt sich mit der Zeit in der wachsenden Reihe ihrer Mitglieder fort, ja verzweigt sich sogar, indem jedes Mitglied die «Kette» durch Übergabe an weitere Menschen und damit in verschiedene Richtungen «verlängern» kann. Damit entsteht ein Strahlengewebe, das auf einen Ursprung vor mehr als 100 Jahren zurückweist. Es entwickelt sich durch die individuelle Arbeit der einzelnen Menschen, die sich in den großen Zusammenhang der «Kette» stellt. Geistiges Zusammenwirken charakterisiert die «Kreis-Meditation», geistiger Zusammenhang die «Ketten-Meditation». Beide Formen realisieren auf unterschiedliche Weise spirituelle Zusammenarbeit.

10 Therapeutische Gemeinschaft und das Zusammenwirken der Berufe

Die Grundsteinmeditation führt über die Entwicklung der individuellen Menschenseele zur Gemeinschaft, zum «Wir». «Ein einzelner hilft nicht, sondern wer sich mit vielen zur rechten Stunde vereinigt», sagt der Alte mit der Lampe in Goethes Märchen von der grünen Schlange und der schönen Lilie.[152] Es braucht den Einzelnen, die individuelle Entwicklung und die Ich-Geburt, wie sie in den ersten drei Strophen der Grundsteinmeditation vollzogen wird, um dann zum Zusammenwirken zu kommen. Die neuen Mysterien führen ausgehend von der Ich-Geburt durch das Mysterium von Golgatha zum gemeinschaftlichen Zusammenwirken, zum «Wir» aus individueller, freier Initiative.

Der Entwicklungsweg zur Gemeinschaftsbildung wird in der letzten Strophe der Grundsteinmeditation angesprochen (s. S. 178) und vollzieht sich in vier Stufen. Er beginnt mit einem Erinnern, einem Geist-Erinnern. Es ist wie eine legendenartige Erzählung von den Ereignissen der Zeitenwende.

In der Zeiten Wende
Trat das Welten-Geistes-Licht
In den irdischen Wesensstrom;
Nacht-Dunkel
Hatte ausgewaltet;
Taghelles Licht
Erstrahlte in Menschenseelen;
Licht,
Das erwärmet
Die armen Hirtenherzen;
Licht,
Das erleuchtet
Die weisen Königshäupter –

Göttliches Licht,
Christus-Sonne,
Erwärme
Unsere Herzen;
Erleuchte
Unsere Häupter;

Dass gut werde,
Was wir aus Herzen
Gründen,
Aus Häuptern
Zielvoll führen wollen.

Es wird von dem taghellen Licht gesprochen, das zur Zeitenwende in das Geistesdunkel des irdischen Wesensstromes strahlte. Dann wird auf das göttliche Licht und seine Wirksamkeit gewiesen: Es erwärmt die Herzen der Hirten, erleuchtet die Häupter der Könige zur Zeitenwende und sicher auch das «Hirtenherz» und «Königshaupt», welche in jedem Menschen anzutreffen sind. Dann wird die Quelle des Lichtes bezeichnet: Göttliches Licht, Christus-Sonne. Es geht um diese Sonnenkräfte im Zusammenwirken, die in der Meditation sich wandeln zu einer Bitte um Wärme für die Herzen, Licht, Erleuchtung für die Häupter, «[...] dass gut werde, was wir aus Herzen gründen, aus Häuptern zielvoll führen wollen». Zusammenfassend ergeben sich damit vier Stufen in der Gemeinschaftsentwicklung vor dem Hintergrund der Grundsteinmeditation[153]:

I Geist-Erinnern an die Zeitenwende: In der Zeitenwende / trat das Welten-Geistes-Licht / in den irdischen Wesensstrom. / Nachtdunkel hatte ausgewaltet. / Taghelles Licht erstrahlte in Menschenseelen; /
II Wirksamkeit des Lichtes: «Licht, / das erwärmet / Die armen Hirtenherzen; / Licht, das erleuchtet / Die weisen Königshäupter».
III Quelle des Lichtes und die Bitte der Menschen: «Göttliches Licht, / Christus-Sonne. / Erwärme unsere Herzen, / erleuchte unsere Häupter;»
IV Zum guten Wirken befähigen: «Dass gut werde, / was wir aus Herzen gründen, / aus Häuptern zielvoll führen / wollen.»

Jede Gemeinschaft hat ihre Vergangenheit, jede Gemeinschaft braucht Sonnenkräfte, in der mehrere Menschen in Seinem Namen gegenwärtig verbunden sind, und sie hat ihre zukünftigen Ziele, denen sie folgen will. Die Gemeinschaft bekommt ihre Wirksamkeit durch die Bitte: «[...] dass gut werde, [...]». Während sich die ersten Zeilen der Vergangenheit im Sinne eines Geist-Erinnerns zuwenden, steht in der Mitte die gegenwärtige Beziehung zur Christus-Sonne, dem Geist-Besinnen. In den letzten Zeilen der vierten Strophe werden dann die Zukunftskräfte angesprochen, die durch das «Geist-Erschauen» gefasst, im Wollen wirksam werden mögen.

In der therapeutischen Gemeinschaft braucht es ein menschliches Miteinander, damit sich nicht nur der äußere Leib der Gemeinschaft, also ihre Organisationsform, sondern auch ihre Lebensprozesse und ihre Seele entfalten können. Sie wird aber nur dann im guten Sinne wirksam werden, wenn sie eine geistige Ausrichtung hat, die das gemeinsame Wollen und Handeln bestimmt. «Gemeinschaft, Pluralismus ist unser innerstes Wesen; und vielleicht hat jeder Mensch einen eigentümlichen Anteil an dem, was ich denke und tue, und so ich an den Gedanken anderer Menschen», beschrieb Novalis[154] dieses besondere Geheimnis des Zusammenwirkens. Dann kann etwas wirksam werden, was nicht der Gemeinschaft als Selbstzweck dient, sondern sich dem kranken Menschen zuwendet und mit der innerlich bewegten Frage lebt: «Wie finde ich das Gute?» und «Wie bringen wir es gemeinsam zur Wirksamkeit (dass gut werde ...)?»

10.1 Individuelle Entwicklung in der Krankheit

Durch das Überwinden von Krankheit, also im Gesunden entwickelt sich der Mensch in seinem geistigen Wesen und bringt es durch seinen Leib in der Inkarnation zur Wirksamkeit. Insofern ereignet sich durch das Heilen Entwicklung. Es ist der individuelle Aspekt des Gesundens. Novalis fasst ihn in die Worte: «Krankheiten, besonders langwierige, sind Lehrjahre der Lebenskunst und der Gemütsbildung. Man muß sie durch tägliche Bemerkungen zu benutzen suchen. Ist denn nicht das Leben des gebildeten Menschen eine beständige Aufforderung zum Lernen?»[155] Unter diesem Aspekt stehen Krankheiten mit Entwicklungsschritten in Zusammenhang, die dem Ziel dienen, immer mehr ein wahrer Mensch zu werden. Versteht man sie nicht nur in ihrer äußeren Symptomatologie, in ihren Beschwerden und Symptomen, sondern in dieser geistigen Entwicklungsaufgabe, so erscheinen sie wie ein Ruf an den sich entwickelnden Menschen. Rudolf Steiner spricht in diesem Zusammenhang vom Hüter der Schwelle, der sich in einem «dämonischen Abbild»[156], nämlich verbunden mit dem Krankheitswesen dem Menschen zuwendet und ihm diese Entwicklungsaufgabe, aber auch den Mut entgegenbringt, den Heilungsweg zu gehen. Durch die Überwindung der Krankheit verwandelt sich – so können wir es verstehen – das Krankheitswesen. Überwinden der Krankheiten, auch der großen Zivilisationskrankheiten, bedeutet gleichermaßen das Verwandeln der zugrunde liegenden Krankheitswesen. Heilen ist ein Verwandeln des bedrohenden Krankheitswesens durch Vermenschlichung. Gegenwärtig kennen wir eine Medizin des Einstellens und Parametrisierens: Der Blutdruck wird eingestellt, genauso Blutzuckerwerte und Kenngrößen des Fettstoffwechsels. Vielfach wird die

Krankheitsaktivität «kontrolliert» und «supprimiert». Insofern brauchen wir auch unter diesem Aspekt eine Erweiterung der Heilkunst, die zu der notwendigen pathogenetischen Beeinflussung der Krankheit die heilenden, das Krankheitswesen überwindenden Kräfte stärkt.

10.2 Gemeinschaftliches Zusammenwirken im Heilen

Das Heilen hat neben dieser individuellen Aufgabe auch eine gemeinschaftliche. Therapeuten wenden sich dem Patienten zu und versuchen, den erforderlichen Heilerwillen zu entwickeln. Dies ist oftmals nicht nur ein aktueller und gegenwärtiger Impuls, sondern eine Aufgabe, die eine karmische Dimension hat. Wir können bemerken, wie unsere Patienten nicht nur zufällig «von der Straße» zu uns kommen, sondern wie wir etwas mit ihnen schicksalsmäßig zu tun haben. Werden wir auf diese besondere Dimension der Beziehung aufmerksam, die so leicht in der Routine des Alltags mit ihrem Zeitdruck dem Bewusstsein entschwindet, so kann der Gedanke entstehen, dass durch das therapeutische Handeln nicht nur dem mit der Krankheit ringenden Patienten gedient wird, sondern sich gleichermaßen ein karmischer Ausgleich vollzieht. Rudolf Steiner spricht von diesen aus der Liebe zum anderen Menschen sich vollziehenden Taten: «Liebe ist dasjenige, was uns immer auf Lebensschulden der Vergangenheit verweist, und weil wir vom Bezahlen der Schulden für die Zukunft nichts haben, darum haben wir selbst nichts von unseren Liebestaten. Wir müssen unsere Liebestaten zurücklassen in der Welt, da aber sind sie eingeschrieben in das geistige Weltengeschehen. Wir vervollkommnen uns nicht durch unsere Liebestaten, nur durch die anderen Taten, aber die Welt wird reicher durch unsere Liebestaten. Denn Liebe ist das schöpferische in der Welt.»[157] Insofern finden sich der Heiler- und der Karmawille zusammen und begründen die Gemeinschaft zwischen Patient und Therapeut.

10.3 Die Wesensglieder in der therapeutischen Gemeinschaft

Durch das therapeutische Zusammenwirken der Berufsgruppen entsteht nun eine besondere Qualität und Wirksamkeit. Wir können hier unterschiedliche Ebenen unterscheiden. Zunächst gibt es das äußerliche Zusammenwirken in einer Praxis, einem Therapeutikum, einer Station. Dienstpläne, Arbeitsverabredungen organisieren diese «physische» Ebene der Zusammenarbeit.

Lebensprozesse der Gemeinschaft

Darüber hinaus entfalten sich Lebensprozesse im Zusammenwirken. Wie ist eine therapeutische Gemeinschaft unter sich und dem Umkreis verbunden? Bestehen hier ein gesunder Austausch und Atmungsprozess? Es geht um das Aufnehmen von Anforderungen in das Zusammenwirken. Wird nun eine neue Anforderung vom Team aufgegriffen und als gemeinsames Anliegen erlebt oder bleibt sie nur eine Aufgabe von wenigen innerhalb der Arbeitsgemeinschaft? Im lebendigen Organismus ist der Lebensprozess der «Wärme» mit dem Angleichen eines Aufgenommenen in den Organismus verbunden. In ähnlicher Weise können Herausforderungen und Aufgabenstellungen von einer Gemeinschaft aufgegriffen und aufgenommen und zur gemeinsamen Initiative werden. Ähnliches gilt für den Lebensprozess der «Ernährung». Mit ihm ist weniger die stärkende Ernährungskraft durch Aufnahme der Nahrungsmittel gemeint als das «Überwinden des Fremden».[158] Eine Aufgabenstellung wird nicht unverändert einfach ausgeführt, sondern muss erst zur eigenen gemacht werden, die dann mit den Möglichkeiten der Arbeitsgemeinschaft umgesetzt werden kann. Dazu ist auch notwendig, einiges abzusondern, was nicht zu den Aufgaben des Teams gehört. Hier handelt es sich um den vierten Lebensprozess der «Absonderung», die nach außen im Sinne der «Aussonderung bzw. Ablehnung» oder auch nach innen, im Sinne der Aufnahme eines Anliegens erfolgen kann.

Die bisher angeführten Lebensprozesse wenden sich mehr dem Umkreis zu, indem sie etwas von ihm aufnehmen. Die folgenden entwickeln mehr den Organismus, in unserem Zusammenhang also die Gemeinschaftsbildung. So geht es um die Frage der Erhaltung des Zusammenhanges zwischen den Mitarbeitenden. Entwickelt sich Interesse, Anerkennung und Vertrauen in den Kollegen oder die Kollegin oder «arbeitet jeder für sich»? Erhaltungskräfte können sich auf das Zusammenwirken im Team beziehen und brauchen ihre Pflege. Rhythmen, Rituale, gemeinsame Unternehmungen können diesen Zusammenhang stärken. Leben ist durch Wachstumsprozesse gekennzeichnet. Diese können sich als organisches Wachstum oder auch in den Heilungsprozessen zeigen. Das soziale Miteinander braucht den pflegenden Lebensprozess der Erhaltung, Verletzungen und Wunden denjenigen des Heilens, des «Wachsens». Wunden erzeugen Schmerz, also ein Bewusstsein, dass sich in der Wundheilung zu aufbauenden Kräften in der sozialen Entwicklung wenden kann. Im Sozialen entstehen laufend Verletzungen. Sie brauchen ihr Bemerken und damit Bewusstsein, um sich zu einem neuen Verstehen und damit gesunden Wachstums- und Zukunftskräften zu verwandeln.

Schließlich geht es um die Produktivität der Arbeitsgemeinschaft, also um den Lebensprozess, der im organischen Leben der Reproduktion entspricht. Dient die Arbeit mehr dem «Selbsterhalt» des Teams oder ist sie auf gemeinsame Ziele und Aufgaben gerichtet? Entsteht durch ihr Wirken etwas Neues, das dem Patienten dient? Damit zeigen sich die Lebensprozesse in der Gemeinschaft und bilden etwas wie ihre zusammenfassende, gemeinschaftsbildende Lebensorganisation.

Seele und Geist der Gemeinschaft

Dann geht es um die Seele der Gemeinschaft. Das Klima, die Stimmung in einem Arbeitszusammenhang ist entscheidend für die therapeutische Wirksamkeit. Einerseits handelt es sich um das soziale Klima untereinander, dann aber auch um das sogenannte «ethische Klima». Hier geht es um die gemeinsamen Besprechungen, um die Möglichkeit der Mitwirkung an Entscheidungsfindungen, also die Erfahrung, dass Gesichtspunkte der Mitarbeitenden gehört und ernst genommen werden.

Rudolf Steiner spricht von einer weiteren Dimension, die er «spirituellen Idealismus» nennt. «Man redet ja heute viel von Idealismus. Aber Idealismus ist heute innerhalb unserer Gegenwartskultur und Zivilisation etwas ziemlich Fadenscheiniges. Denn der wirkliche Idealismus ist nur vorhanden, wenn der Mensch sich bewußt werden kann, daß er genau ebenso, wie er, indem er die Kultusform hinstellt, eine geistige Welt ins Irdische hinunterhebt, er etwas, das er im Irdischen erschaut, im Irdischen erkennen und verstehen gelernt hat, in das Übersinnlich-Geistige hinaufhebt, indem er es ins Ideal erhebt.»[159] Ideale können Kräfte wecken, die schöpferisch und beflügelnd wirken. Eine starke Kraft ist dabei die Sinnstiftung in der täglichen Arbeit. Sie kann durch inhaltliche Beiträge, Textstudien, durch innere meditative Arbeit gefunden und gepflegt werden und verbindet dadurch mit dem «Geist der Gemeinschaft», der dem Zusammenwirken die Ausrichtung und Zielsetzung gibt.

10.4 Spirituelle Gemeinschaftsbildung

Durch die therapeutische Gemeinschaftsbildung wirkt nicht nur die Persönlichkeit des Therapeuten, sondern das gesamte Team. «Es ist bei jeder menschlichen Gemeinschaft so, daß aus der Gemeinschaft heraus dem Menschen Kräfte zufließen, nur muß die Gemeinschaft eine wirkliche Gemeinschaft sein. Man muß sie fühlen, empfinden und erleben»[160], charakterisierte es Rudolf Steiner. Patienten empfinden das «Wesen» einer Station, einer Therapeutengemeinschaft und spüren das positive Zusammenwirken. Hierzu braucht es die individuellen Bemühungen und die gemeinsamen Entwicklungsschritte. Mit dem individuellen Menschen sind die Engel verbunden, mit Gemeinschaften hingegen Wesen einer höheren Mächtigkeit, die Erzengel. Therapeutische Kraft ist deswegen nicht nur vom individuellen Bemühen um eine professionelle und spirituelle Kompetenz abhängig, sondern kann sich in den großen gemeinschaftlichen Zusammenhang stellen, der mit dem raphaelischen Wirken verbunden ist. Rudolf Steiner hat im Zusammenwirken mit Ita Wegman im September 1924 eine ärztliche Gemeinschaftsbildung begründet und darüber in einer Ansprache berichtet.[161] Sie gehört zum esoterischen Kern der Medizinischen Sektion der Freien Hochschule für Geisteswissenschaft.

Die Meditationen der therapeutischen Berufe verbinden die eigene, individuelle Arbeit mit derjenigen anderer Therapeuten und schaffen dadurch eine therapeutische Gemeinschaft. Die Meditation «Wie finde ich das Gute?» ist ebenfalls als ein innerer Zusammenhang, eine «Ketten-Meditation», gemeint. Früher war der Tempel der Ort der Heilung. In den neuen Mysterien bestehen keine äußerlich sichtbaren Tempel mehr. Auch als das Goetheanum durch die Brandstiftung zerstört war, sprach Rudolf Steiner von einer Freien Hochschule am Goetheanum, von einer die Medizin inspirierenden Kraft des Goetheanums und damit von einem geistigen Goetheanum. Die individuelle Arbeit des Einzelnen stellt sich in diesen «Bau», schließt sich an die «Heilpraktik des Goetheanums»[162] an und bringt sie als gemeinschaftliche Qualität auch in der individuellen Patientenbehandlung zur Wirksamkeit.

Im Jahr 1924/25 wurde eine Meditation für die gemeinschaftlich-meditative Arbeit der Pflegenden gegeben. Sie spricht von dem therapeutischen «Wir», von der Verbindung des heilenden Wirkens mit «Gottes Gnadensinn».[163] Rudolf Steiner gab diese Meditation, den «Schwesternspruch», am 2. Dezember 1923 an Ita Wegman, «mit der Auflage, ihn erst dann weiterzugeben, wenn eine gute Zusammenarbeit und echte Gemeinschaftsbildung unter den Schwestern des damaligen ‹Klinisch-Therapeutischen Institutes› in Arlesheim bei Basel bestehe».[164] Ursprünglich sollte 1925 ein Kurs für die Pflegenden stattfinden. Durch Rudolf Steiners Tod konnte dieser von ihm nicht mehr durchgeführt werden; er fand im Mai 1925 dann unter der Leitung von Ita Wegman statt. Sieben Pflegenden, die Mitglieder der Ersten Klasse der Freien Hochschule für Geisteswissenschaft waren, wurde diese Meditation übergeben. «Diese Gruppe wurde gleichzeitig als ‹Unterabteilung› in die Medizinische Sektion ... aufgenommen.»[165]

In den großen gemeinschaftsbildenden Meditationen kommt dem menschlichen Herzen eine bedeutsame Stellung zu. In der Grundsteinmeditation wird von dem Erleuchten der Häupter und dem Erwärmen der Herzen gesprochen. In der «Wärmemeditation» geht es um die meditativ empfundene Lichtqualität im Bereich des menschlichen Herzens, die in den Menschen ausstrahlt. Auch die Meditation des esoterischen Ärztekreises, wie er im September 1924 von Rudolf Steiner und Ita Wegman begründet wurde, wird von des «Herzens Ohrenkraft» gesprochen. Schließlich beginnt der «Schwesternspruch» mit einer Besinnung auf das Herz mit dem ihm in «leuchtender Helle» innewohnenden Helfersinn und der in wärmender Macht wirkenden Liebekraft:

Im Herzen wohnt
In leuchtender Helle
Des Menschen Helfersinn
Im Herzen wirket
In wärmender Macht
Des Menschen Liebekraft
So lasset uns tragen
Der Seele vollen Willen
In Herzens-Wärme
Und Herzens-Licht,
So wirken wir das Heil
Den Heilbedürft'gen
Aus Gottes Gnadensinn.[166]

Jede Meditation braucht die ihr angemessene Gestimmtheit der Seele, damit sie nicht «entweiht» wird. Insofern ist es gut, diese wie in einer Vorbereitung innerlich aufzubauen und nicht unvorbereitet in die Meditation einzutreten. Rolf Heine hat hierzu für die «Schwestern-Meditation» wertvolle Hinweise gegeben.[167]

Im September 1924 wurde durch Rudolf Steiner die Zusammenarbeit der Priester der im Jahr 1922 in das Leben gerufenen Bewegung für religiöse Erneuerung, der Christengemeinschaft, und der anthroposophisch arbeitenden Ärzte begründet.[168] Sie bezieht sich auf diese beiden Berufsgruppen und kann nicht einfach auf andere Arbeitszusammenhänge übertragen werden. Zwei große Imaginationen beleuchten diese nicht äußerliche, sondern innerlich-meditative Zusammenarbeit: Merkurstab und Opferflamme. In einer Flamme leben Aufrichtekräfte, sie strebt «nach oben». Eine Flamme erhellt die Finsternis und schenkt dem Umkreis Wärme. Sie ist ständig in Bewegung, auch wenn wir bei einer Kerzenflamme den Eindruck der Ruhe und Stille haben. Nicht nur beim «Flackern», sondern auch bei «ruhender Flamme» kommt es zu ständigen Substanzbewegungen und einem Übergang in Licht, Wärme, Luft (Kohlendioxid) und Asche.

Der Merkurstab steht mit der Metamorphose der Lebenskräfte in die Lichtkräfte des Bewusstseins in Beziehung (s. S. 22 f.).[169] Auch er hat eine Wärme-, ja sogar Feuerqualität, auf die Rudolf Steiner in der beschriebenen Raphael-Imagination weist: «Und eben wiederum, wenn wir nach dem Frühling zu kommen: Raphael oben mit dem tiefsinnigen Blick, mit dem Merkurstab, der aber jetzt in den Lüften etwas wie eine feurige Schlange geworden ist, wie eine in Feuer erglänzende Schlange; nicht mehr sich stützend auf die Erde, sondern wie hingehalten, die Kräfte der Luft benutzend, alles das, was an Feuer,

Wasser, Erde vorhanden ist im Kosmos, gewissermaßen zusammenmischend und zusammenwirkend, um es in Heilkräfte, die im Kosmos wirken und weben, zu verwandeln. Und unten dann an den Menschen herantretend Michael, der da ganz besonders sichtbar wird, mit seinem Blick – positiv habe ich ihn genannt – hinweisend: ein Blick, der wie zeigt in der Welt, und der gerne den Menschenblick mitnehmen möchte, wenn da Michael im Frühling, Raphael ergänzend, neben dem Menschen steht.»[170] In beiden Imaginationen erscheint das Feuer, einmal als Opferflamme zur geistigen Welt gerichtet, damit heilende, mit dem Schicksal verbundene Kräfte in den Menschen strömen, auf der anderen Seite die sich aufrichtenden Feuerschlangen als Merkurstab, der die Denk- und Lichtkräfte der Seele mit den heilenden Lebenskräften im Menschen verbindet. Dabei leuchtet im Symbolum des Merkurstabs die Beziehung zum Christus auf: «Wir müssen auch dasjenige, was sich um die Gedanken herzlich herumwindet, kennen, wir müssen den Merkurstab wieder handhaben lernen, und wir werden das nicht anders, als wenn wir vom Mond herübergehen zum Merkur. Das ist dasjenige, was ich für das allgemeine Kulturleben dazumal gemeint habe in den Vorträgen, die auch von Raphael gehandelt haben, denn Raphael ist gerade der christliche Merkur.»[171]

Mit dem Merkurstab ist Raphael als Erzengel des Heilens verbunden. Damit stellt sich die Frage nach dem Zusammenwirken von Michael und Raphael, nach dem Verhältnis des michaelischen Erkenntnisweges und dem raphaelischen Heilen.

Während der individuelle Erkenntnisweg des Menschen ihn im Sinne Schillers zu seinem «idealistischen» Menschenwesen, also seinem wahren Ich-Wesen führen möchte und damit mit dem Engel des einzelnen Menschen verbunden ist, kann sich eine Erzengel-Wesenheit mit einem Menschenzusammenhang, gewissermaßen als Geist der Gemeinschaft verbinden. Schon früh weist Rudolf Steiner auf diese besondere Qualität der Gemeinschaftsbildung: «Wir sehen in der ganzen Natur Vorbilder des Zusammenwirkens von Einzelwesen in einem Ganzen. Nehmen Sie bloß den menschlichen Körper. Er besteht aus selbständigen Wesen, aus Millionen und Abermillionen von einzelnen selbständigen Lebewesen oder Zellen. Wenn Sie einen Teil dieses menschlichen Körpers unter dem Mikroskop betrachten, so finden Sie, daß er geradezu aus solchen selbständigen Wesen zusammengesetzt ist. Wie wirken sie aber zusammen? Wie ist dasjenige selbstlos geworden, das in der Natur ein Ganzes bilden soll? Keine unserer Zellen macht ihre Sonderheit in egoistischer Weise geltend. Das Wunderwerkzeug des Gedankens, das Gehirn, ist ebenfalls aus Millionen feiner Zellen gebildet, aber jede wirkt an ihrem Platze in harmonischer Weise mit den andern. Was bewirkt das Zusammenwirken dieser kleinen Zellen, was bewirkt es, daß ein höheres Wesen innerhalb dieser kleinen Lebewesen zum Ausdrucke kommt? Des Menschen Seele ist es, die diese Wirkung hervorbringt. Aber niemals könnte die menschliche Seele hier auf Erden wirken, wenn nicht diese Millionen kleiner Wesen ihre Selbstheit aufgeben und sich in den Dienst des großen, gemeinsamen Wesens stellen würden, das wir als die Seele bezeichnen. Die Seele sieht mit den Zellen des Auges, denkt mit den Zellen des Gehirns, lebt mit den Zellen des Blutes. Da sehen wir, was Vereinigung bedeutet. Vereinigung bedeutet die Möglichkeit, daß ein höheres Wesen durch die vereinigten Glieder sich ausdrückt. Das ist ein allgemeines Prinzip in allem Leben. Fünf Menschen, die zusammen sind, harmonisch miteinander denken und fühlen, sind mehr als I + I + I + I + I, […] sondern das Zusammenleben, das Ineinanderleben der Menschen bedeutet etwas ganz Ähnliches, wie das Ineinanderleben der Zellen des menschlichen Körpers. Eine neue, höhere Wesenheit ist mitten unter den fünfen, ja schon unter zweien oder dreien. ‹Wo zwei oder drei in meinem Namen vereinigt sind, da bin ich mitten unter ihnen.› Es ist nicht der eine und der andere und der dritte, sondern etwas ganz Neues, was durch die Vereinigung entsteht. Aber es entsteht nur, wenn der einzelne in dem andern lebt, wenn der einzelne seine Kraft nicht bloß aus sich selbst, sondern auch aus den andern schöpft. Das kann aber nur geschehen, wenn er selbstlos in dem andern lebt. So sind die menschlichen Vereinigungen die geheimnisvollen Stätten, in welche sich höhere geistige Wesenheiten herniedersenken, um durch die einzelnen Menschen zu wirken, wie die Seele durch die Glieder des Körpers wirkt.»[172]

11 Der meditative Erkenntnisweg der Michael-Schule und der raphaelische Entwicklungsweg

Der Erkenntnisweg der Michael-Schule in der Ersten Klasse der Freien Hochschule für Geisteswissenschaft beginnt mit der Vergegenwärtigung der Größe der Sinneswelt und macht deutlich, dass sich in dieser majestätischen Welt das eigene Wesen nicht finden lässt. Es ist eben nicht aus Farben oder anderen Sinneseindrücken gewoben, sondern geistiger Natur. Der Weg zu dem wahren Wesen und seine Entwicklung mit Verwandlung der Seelenkräfte ist ein herausfordernder Weg und führt aus der Helligkeit des Tages in die Finsternis, in der noch nicht das geistige Licht aufgeht. Es ist tatsächlich eine doppelte Finsternis: Die Sinneswahrnehmung tritt zurück und mit ihr der Tag, das geistige Licht geht noch nicht auf. Der nun sich anschließende Weg führt über die Arbeit an der Seelenwelt des Menschen zur Verbindung mit den uns umgebenden Elementen und der ätherischen Welt. Erst danach vollzieht sich dann in der meditativen Arbeit das Überschreiten der Schwelle zur geistigen Welt: Der Mensch verbindet sich in seinem verwandelten Denken, Fühlen und Wollen dem Makrokosmos, der geistigen Welt, um dann langsam für die geistige Wesens- und Gotteswelt zu erwachen und sich in ihr als «Ich» zu finden.

In jeder Nacht vollzieht der Mensch diesen Weg, aber noch in Schlafbewusstsein gehüllt. In der meditativen Arbeit geht es um eine Vorbereitung, um einstmals im vollen Licht des Bewusstseins dieser Welt angehören und ihren geistigen Wesen begegnen zu können.

Vor dieser Entwicklungsperspektive steht allerdings der Hüter der Schwelle. Der Erkenntnisweg geht durch ein Tor der Demut und führt auf einen Pfad der Verehrung. Vor dieser Schwelle, diesem Tor, steht der Hüter der Schwelle, der sich als unser Ebenbild zeigt. In jedem Bemerken eigener Schwächen im alltäglichen Leben, in Konflikten mit anderen oder an existenziellen Fragen des Lebens wird etwas von dem «Kleid» des Hüters erfahrbar, obgleich er dann noch nicht sichtbar ist. Wirksam ist er schon lange bevor er dem Erkenntnissuchenden erscheint: er schließt die Augen des Bewusstseins beim Eintreten in den Schlaf, sodass wir in das Dunkel der Nacht versinken und noch nicht überwältigt werden von der Vollkommenheit der kosmisch-geistigen Welt. Beim Erwachen lenkt er den Blick ab von der ebenso großen Vollkommenheit des menschlichen Leibes und führt den Blick in die Sinneswelt[173].

Der michaelische Erkenntnisweg möchte das Geistige

im Menschenwesen zum Geistigen im Weltenall führen. Dies ist mit der Verwandlung des Menschen und deswegen mit seiner ethisch moralischen Entwicklung verbunden. Während die Erkenntnisse der Alltagswelt scheinbar unabhängig von der moralischen Entwicklung und Kompetenz errungen werden und manches dann dem Menschen zur Verfügung steht, dem er moralisch nicht gewachsen ist (wie die Entdeckung der Atomkraft durch Otto Hahn, Lise Meitner und Friedrich Wilhelm Strassmann 1938), so hat der geistige Erkenntnisweg die moralische Entwicklung als Voraussetzung. Umgekehrt kann diese auch zu einem Gradmesser der höheren Erkenntnis werden. Soll nicht nur die äußere Erscheinung, sondern das in ihr wirkende Wesen erkannt werden, so braucht es Hingabe, Verehrungskräfte und Selbstlosigkeit. Es sind moralische Qualitäten, die zur Voraussetzung höheren Erkennens gehören. Der meditative Erkenntnisweg hat nicht nur eine Ausrichtung, die zu dem Geistigen führen möchte, also von einem Leben in Gedanken zu einem Leben in geistiger Wesenheit, sondern wirkt auch zurück in die alltägliche Welt. Jede Meditation hat somit ihre michaelische Qualität, gewissermaßen ihre Tagseite und gleichermaßen ihre raphaelische Wirksamkeit, ihre Nachtseite. Beim michaelischen Erkenntnisweg steht die Tagseite im Vordergrund, es fügt sich aber auch hier eine in die Welt wirkende Nachtseite an. Der raphaelische Weg führt zunächst über die Entwicklung der Seele ebenfalls zum Makrokosmos, um dann aber vor allem die heilende Nachtseite zu betonen.

Rudolf Steiner sprach von der Michael-Schule und ihrer Wirksamkeit in den vergangenen Jahrhunderten und in der Gegenwart. Er erwähnte aber keine «Raphael-Schule» in den veröffentlichten Schriften und Vorträgen. Allerdings existiert eine dahin gehende Mitteilung Ita

Wegmans. In einer Notizbucheintragung im Zusammenhang mit der Arlesheimer Ärztetagung 1936 hat sie ihre Frage an Rudolf Steiner und seine Antwort festgehalten: «Meine zweite Frage an Dr. Steiner war kurz vor seiner Erkrankung im September 1924. Ich fragte: Ist es nicht möglich, eine medizinische Mysterienschule zu begründen?

Die Antwort Rudolf Steiners war: Das geht so einfach nicht, das muss von der geistigen Welt gewollt sein und Menschen müssen da sein, die es empfangen wollen.

Nach einigen Tagen sagte er zu mir, dass er den Geist Merkur-Raphael gefragt habe und eine bejahende Antwort bekommen habe. Ihm war die Aufgabe zugeteilt, alten Brauch zu erneuern, der einmal auf heiligen, altehrwürdigen Stätten stattgefunden hat, unter Führung Merkur-Raphaels. Mir käme die Aufgabe zu, geistgetragene Menschenseelen zu suchen, die Sinn für solches Tun haben und Gehör geben wollen den Worten Raphaels.

Wir machten dann daraufhin einen ganz kleinen Anfang. So wurde der Keim gesetzt für eine Raphael-Schule.»[174]

Der raphaelische Weg beginnt mit dem beschriebenen Natursinn als empfindungsmäßiger Zuwendung zu den Reichen und Wesen der Natur. Ihr schließt sich vergleichsweise eine Nacht an. In jedem Schlafe verbindet sich der Mensch mit der Umgebung und belebt sein inneres Wissen in seinen Seelentiefen. Die Seelenkräfte brauchen für die therapeutische Wirksamkeit ihre Entwicklung. Diese geschieht nun nicht durch das aktive Überwinden des noch Unvollkommenen, sondern durch die heilende Begegnung mit der Pflanzenwelt und den sich mit dieser verbindenden heilenden Geistern. Nach dem Entwickeln der Seelenkräfte führt der raphaelische Weg ebenfalls zu den Elementen und der ätherischen Welt, um dann dem

Menschen in der Leuchtekraft der Seele und der Schweremacht des Leibes zu begegnen. Hier kommt wie auf dem Michael-Weg eine zurückweisende Qualität: «Doch darf nicht ...» Rudolf Steiner beschreibt, wie der Hüter der Schwelle im «dämonischen Abbild» in der Krankheit erscheint und wirksam ist. In der Meditation zu Leuchtekraft und Schweremacht scheint er zum Menschen zu sprechen und deutlich zu machen, dass es nur möglich ist, ein gesunder und im Erdensein wahrer Mensch zu werden, wenn Leuchtekraft und Schweremacht, also das Zusammenwirken der oberen und der unteren Wesensglieder in einem harmonischen Verhältnis stehen. Andernfalls tritt Krankheit als Hüterwirksamkeit auf. «In der Krankheit lebet der Hüter. Begegnung im Geist bewusst Begegnung im Körper unbewusst», wird es von Rudolf Steiner beschrieben.[175] Durch die Meditation soll sich der Therapeut vorbereiten, die heilenden Substanzen zu finden, die dem Patienten helfen, sein seelisches und geistiges Wesen in ein gesundes Verhältnis zum Ätherisch-Physischen zu bringen. Also hier öffnet sich die Perspektive zum Umkreis, in gewissem Sinne zum Makrokosmos. Nach diesem Überschreiten der Schwelle führt der raphaelische Weg dem michaelischen entsprechend zum Makrokosmos, zu den Höhen der Sterne, zum Umkreis, zu den Tiefen. Er führt dann weiter zum Entwicklungs- und Heilbedarf des Erdenmenschen, damit dieser immer mehr ein wahrer, gesund in der Inkarnation wirksamer Mensch werden möge. Nach der Verbindung mit dem Makrokosmos und damit den drei großen kosmischen Richtungen führt der raphaelische Weg also zum irdisch inkarnierten Menschen, seinem Heilbedarf, der Wirksamkeit seiner Wesensglieder, um die Hilfen zu finden, die das Gesunden des Erdenmenschen fördern. Der Erkenntnisweg der Michael-Schule leitet zu dem Werden und Entwickeln des wahren Ich-Wesens des Menschen in seiner Verbindung mit der geistigen Welt, das dadurch gestärkt in der Welt, in seinem Leben und Schicksal wirksam werden kann. Der raphaelische Weg begleitet und leitet entsprechend zum gesunden, sein Wesen zur Wirksamkeit bringenden Menschen. Hier müssen der Leib und seine Wesensglieder gesunden, damit «harmonisch Geistesmensch in Erdenmenschen» gezeugt werden kann. Es gibt die Wirksamkeitsverstärkung durch die geistige Entwicklung, die gesundende Kräfte dem Leib zukommen lässt. Der sich entwickelnde Geist des Menschen wirkt gesundend auf den Leib; die geistigen Qualitäten der Naturreiche unterstützen das Heilen des erkrankten Leibes. Der Michael-Weg führt zur Entwicklung des wahren Ich-Wesens des Menschen, der Raphael-Weg demgegenüber zu den Gesundungskräften seines Leibes, dem Tempelbau des Ich.

11.1 Medizin in der Freien Hochschule für Geisteswissenschaft, der Anthroposophischen Gesellschaft und den therapeutischen Einrichtungen

Zum Erkenntnisweg der Michael-Schule fügt sich im Bereich der Medizin der meditative Entwicklungsweg der Therapeuten. So handelt es sich bei den Vorträgen des sog. Jungmediziner-Kurses aus dem Jahre 1924[176] der Beschreibung und dem Duktus nach um «Klassenstunden», wie sie Rudolf Steiner in der Ersten Klasse der Freien Hochschule für Geisteswissenschaft hielt: «Dabei handelt es sich ja auch um solche Meditationen, wie sie jetzt in der ersten Klasse gegeben werden.»[177]

Das therapeutische Zusammenwirken hat eine tiefe spirituelle Dimension und verbindet sich mit der geistigen

Welt durch gemeinschaftliche Arbeitsformen, die sich in der medizinischen Bewegung als Arbeitszusammenhang der Ärzte, durch die Pflege der Wärme-Meditation, als Zusammenwirken in der pastoralmedizinischen Arbeit, der meditativen Arbeit der Pflegenden als auch durch den meditativ-therapeutischen Entwicklungsweg für das Zusammenwirken der unterschiedlichen medizinischen Berufsgruppen entwickelten.

Damit ergibt sich eine «vertikale» Differenzierung der Sektionen der Freien Hochschule für Geisteswissenschaft: Ihr innerer, esoterischer Kern ist die Arbeit in der von Rudolf Steiner konzeptionell auf drei Klassen veranlagten Freien Hochschule, von denen sich die Erste Klasse verwirklichen ließ. Diese umfasst den allgemein menschheitlichen Entwicklungsweg, der sich auf einen Entschluss gründet, die Anthroposophie so zu erarbeiten, dass sie sich durch ihr Verstehen und Erkennen mit dem eigenen Wesen verbindet, im Menschen gegenwärtig lebt, also «präsent» ist. Dies wird mit der Formulierung «ein Repräsentant werden zu wollen» beschrieben. Darauf gründet sich die Verantwortungsgemeinschaft der Ersten Klasse der Freien Hochschule.

Ihre Arbeit differenziert sich je nach dem Arbeitsfeld der Fachsektionen. Für die Medizinische Sektion verbindet sie sich mit den Meditationen der esoterischen Entwicklung des Therapeuten, die hier als zum Raphael-Weg gehörend angeführt worden sind. Konzeptionell hat jede Sektion ihre spezifische, esoterische Hochschularbeit, die inspirierend hineinwirkt in die praktische Tätigkeit, genauso aber auch in die wissenschaftliche Arbeit, in die Forschung und Lehre.

Eine nächste Stufe in dieser «vertikalen» Differenzierung der Sektionen bilden Arbeitsformen in der Anthroposophischen Gesellschaft. Sie können sich im jeweiligen

Sektionszusammenhang als Arbeitsgruppen, Zweige und Fachgruppen bilden, die sich aktuellen Themen in geisteswissenschaftlicher Erarbeitung zuwenden. Aufgabe der Anthroposophischen Gesellschaft ist die Pflege der Anthroposophie. Diese meint nicht nur den sorgsamen Umgang, sondern vor allem eine inhaltliche, initative und soziale Entwicklungsarbeit.

Schließlich verbindet sich die esoterische Arbeit in einer dritten Stufe mit der praktischen Tätigkeit in den Lebensfeldern, Institutionen, Krankenhäusern, Therapeutika, Praxen. Die persönliche Erfahrung macht deutlich, wie das Gelingen der praktischen, z. B. institutionellen Arbeit von der Pflege ihres inneren, geistigen Wesens abhängig ist. Tritt diese in den Hintergrund, so kann das alltägliche Arbeiten und Funktionieren eine Zeitlang weiter fortrollen, wird aber anfällig, verliert an Orientierung und wird damit fragil. Es macht einen Sinn, im Team oder in den alltäglichen Arbeitszusammenhängen mit einer gemeinsamen inhaltlichen Arbeit – auch wenn sie noch so kurz ist – zu beginnen. Sie kann in einem Spruch bestehen oder auch einen kurzen geisteswissenschaftlichen Gedanken in den Mittelpunkt stellen. Diese gemeinsame Arbeit schenkt mehr Zeit, als sie verbraucht, und vermittelt Kräfte für die praktische Arbeit und das sinnstiftende Zusammenwirken.

Das zentrale Wesensmerkmal der anthroposophischen Kulturströmung ist die Verbindung des Wirkens der Michael-Schule mit dem praktischen geistgemäßen Leben, das über lange Zeit von (oftmals therapeutisch) Tätigen der Rosenkreuzer-Strömung getragen wurde. Somit zeigt die Sozialgestalt des anthroposophischen Kulturimpulses eine horizontale wie auch eine vertikale Gliederung: Die vertikale Ausrichtung umfasst die Erkenntnisarbeit in der Freien Hochschule und führt über die Arbeitszusammenhänge in der Anthroposophischen Gesellschaft bis zu den praktischen Umsetzungen in den Einrichtungen und Institutionen. Die horizontale Gliederung entsteht durch die Wirksamkeit der Fachsektionen der Freien Hochschule des Goetheanum. Damit realisiert sich in diesem Bauprinzip die Kreuzesform. Rudolf Steiner hat diese Zusammenhänge am 27.12.1923 in einer wegweisenden Zeichnung zusammengefasst:

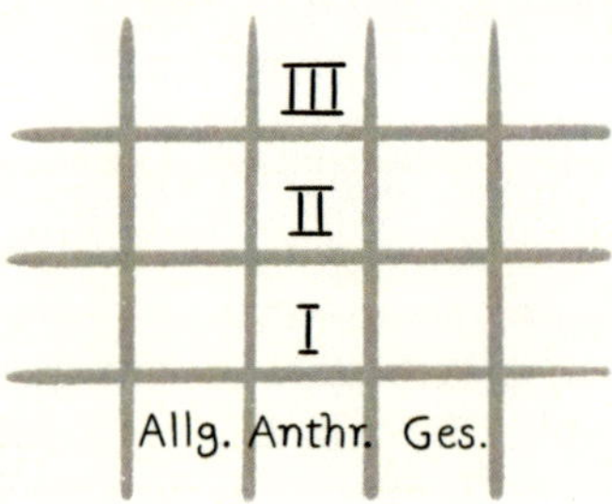

Abb. 9: Vertikale Gliederung der Sektionen, horizontale Gliederung in Allgemeine Anthroposophische Gesellschaft (AAG) und Freie Hochschule (mit ihren konzeptionell drei Klassen). (Originale Waldtafelzeichnung Rudolf Steiners, s. Abb. 25).

12 Wirksamkeit des meditativen Erkenntnisweges

«was die Dinge aus dem Geistigen heraus heilkräftig macht»[179]

In der therapeutischen Beziehung zum Patienten leben drei Qualitäten. Der Patient erwartet durch die Diagnose Aufklärung, ein vertieftes Verständnis seiner Situation und damit Licht, welches in die sonst bestehende Finsternis scheint. Gelingt es hier zu einer «brauchbaren» Diagnose und therapeutischen Idee zu kommen, zu einer Diagnose, die also bereits die Wege zum Heilen weist? Es wird deutlich, «... daß der Arzt den geschulten Blick schon bei der Diagnose braucht und noch mehr bei der Therapie für das Aufleuchten des Geistigen im Physischen».[180]

In der therapeutischen Beziehung braucht es das Mitfühlen, Wärme und in diesem Sinne die Qualität der Liebe. Denn auch hier gilt, dass man nur mit dem Herzen gut sieht und gerade die Frage nach dem «Guten» für den Patienten eine Herzens- und Wärmefrage ist. Hier helfen keine Leitlinien und vorgefertigte Vorgehensweisen, sondern es braucht die «Anverwandlung» (P. Matthiessen) an den individuellen Menschen und sein Schicksal. «Und aus diesem Gefühl heraus entwickelt sich das rechte Verhältnis zwischen dem Heiler und dem zu Heilenden, und dann geht einem der Sinn dafür auf, wie man wirklich individualisieren muß; denn jeder Mensch hat sein eigenes Karma. Man muß individualisieren im Heilverfahren», formulierte es Rudolf Steiner.[181] Wie können wir die Brücke zum anderen Menschen bauen und intensivieren? Wie wird aus dem Fühlen ein Sinnesorgan, das etwas von dem anderen Wesen und seinem Schicksal erahnt?

Die therapeutische Aktivität, der Heilerwille wächst mit der inneren ethisch-spirituellen Haltung. Wenn wir von etwas überzeugt sind, entstehen starke Kräfte für die Umsetzung. Aus der Erkenntnis der notwendigen Handlungsziele entwickelt sich der Mut für die therapeutische Arbeit. Diese wirkt in die Lebensorganisation des Patienten und regt dessen Aktivitäten zum Gesunden an. Der Heilerwille darf dabei nicht die eigenen Intentionen und Überzeugungen dem Patienten vorgeben und «aufdrücken». Er muss offen sein für die gesamte Schicksalskonstellation, aus der heraus eine Entscheidung zu treffen ist. Dabei gilt die Wegleitung Rudolf Steiners: «Kehre deinen Willen um, lass ihn so kraftvoll wie möglich werden, aber lass ihn nicht als den *deinen* in die Dinge strömen, sondern erkundige dich nach der Dinge Wesen und gib ihnen dann deinen Willen; lass dich und deinen Willen aus den Dingen strömen. ... Und solange du deinen Wunsch einem einzigen Dinge aufdrückst, ohne dass dieser dein Wunsch aus dem Dinge selbst geboren ist, solange verwundest du das Ding. ...»[182]

Damit sind die drei großen Sterne der therapeutischen Beziehung genannt: Licht, Liebe und Leben bilden die Grundlage für das therapeutische Tun. Diese drei Qualitäten sind vergleichsweise die Heiligen Drei Könige, die zur Christ-Geburt an der Zeitenwende kamen und auch in jeden Geburtsaugenblick, der sich in den therapeutischen Beziehungen vollzieht, in denen sich ein Neues entwickelt und geboren wird, hereinstrahlen. Diese drei großen Leitsterne der therapeutischen Beziehung sind leicht zu nennen, aber schwer zu verwirklichen. Hier braucht es die innere Entwicklung des Therapeuten, um immer besser dem Patienten begegnen zu können.

12.1 Entwicklung der therapeutischen Wirksamkeit

Wir kennen Situationen, in denen uns in der Begegnung mit dem Patienten zunächst «nichts einfällt». Auf der anderen Seite stehen die beglückenden Momente, in denen zur rechten Zeit der alles entscheidende Gedanke gefasst werden kann. Wie werden wir in diesem Sinne inspirationsfähig? Wie entwickeln wir «Hörfähigkeit» im Denken für die Geistesboten, die als Engel den Patienten und uns begleiten? Gute Gedanken – so wurde es verschiedentlich beschrieben – kommen oftmals in den Morgenstunden: Wenn der Mensch die geistige Welt verlässt und sich das Alltagsbewusstsein entfaltet, können einige Zeit nach dem Erwachen, also in der Morgenstimmung wichtige Gedanken und Einsichten kommen. Etwas Ähnliches scheint für die Meditation zu gelten: Im Nachklingen und «Erwarten» öffnet sich die Seele dem Geistigen und kann beschenkt werden. Denn Erkennen hat immer etwas mit Gnade zu tun. Wir müssen uns mit Fragen und Herausforderungen auseinandersetzen, dann kann in geeigneten Augenblicken, manchmal sogar unerwartet, eine Antwort kommen und «seelenbegnadend» wirken. Die Wirksamkeit der Meditation zeigt sich in der «Inspirationsfähigkeit» des Denkens und kann diese weiter entwickeln. Durch die meditative Arbeit bildet sich ein «Sinnesorgan» für das geistige Erfassen der Welt und des Menschen. Jeder Gedanke macht Zusammenhänge und geistige Beziehungen in der Erfahrungswelt «sichtbar». Demgegenüber verblinden und verdunkeln die Vorurteile. Durch den meditativen Erkenntnisweg entwickelt sich eine «geistige Wahrnehmungsorganisation», die sich anfänglich in der Inspirationsfähigkeit zeigt. Dabei bildet das exakte Studium der Anthroposophie die erste Stufe dieses Erkenntnisweges, der letztlich zu einer gesunden geistigen Wahrnehmungsorganisation führt.

Das Wesen der Meditation hat zur Voraussetzung eine «gesteigerte Hingabe», eine Verbindung mit dem geistigen Inhalt. Diese Qualität ist der Liebe verwandt. In der *Philosophie der Freiheit* beschreibt Rudolf Steiner das Wesen des Denkens als einer der Liebe vergleichbaren Kraft. Der meditative Erkenntnisweg kann diese liebevolle Zuwendung entwickeln und sie auch als Fähigkeit in die zwischenmenschliche Beziehung tragen. Damit hängt die innere Entwicklung mit dem Verhältnis zum anderen Menschen zusammen und fördert die soziale Kompetenz. Sie ist ein äußerer Gradmesser – so Rudolf Steiner – für die innere Entwicklung.

Meditation vertieft schließlich das therapeutische Handeln. Aus der Einsicht entstehen geistige Mutkräfte und es entzündet sich die Liebe zum Handeln. Wir brauchen die Inspiration für das Heilmittel. Sie wird aber nur dann wirksam, wenn sie sich mit der Liebe in der menschlichen Seele verbindet. Beide Qualitäten werden durch den meditativen Erkenntnisweg gefördert und «das erregt ja in der Seele erst diejenigen Kräfte, die medizinisch wirken können».[183]

Damit wird auf eine tiefe Dimension des Heilens gewiesen. Wir gehen heute oftmals davon aus, dass Arzneimittel, Interventionen oder andere therapeutische Vorgehensweisen durch sich und unabhängig vom Therapeuten wirken. Darauf beruht die gegenwärtige Methodologie des Wirksamkeitsnachweises durch die doppelblinde, randomisierte Studie. Demgegenüber erscheint nun die bedeutsame esoterische Perspektive, die den Heilerwillen des Therapeuten als maßgebliche therapeutische Kraft beschreibt. «[...] was man erwirbt als das Wissen vom Heilmittel, das ist sogar, wenn es wirkliches imaginatives oder inspiriertes Wissen ist – es braucht nicht einmal eine eigene Imagination zu sein, sondern nur eine, die ein anderer hat, und das kann jeder, wie ich immer wiederholt habe –, das ist ein wirkliches Heilmittel, das hat Heilkräfte in sich. Die Idee zu haben von einem Heilmittel, das wirkt, aber es wirkt nur solange, als Sie furchtlos sind. Furcht ist nämlich der entgegengesetzte Pol der Liebe. Gehen Sie in eine Krankenstube mit Furcht, so hilft die ganze Therapie, die Sie angestellt haben, nichts. Gehen Sie hinein mit Liebe, können Sie von sich absehen, ja, können Sie die ganze Seele hinwenden auf diejenigen, die Sie zu heilen haben, können Sie in Liebe leben in Ihrer imaginativen, inspirierten Erkenntnis, dann, sehen Sie, werden Sie sich nicht einfach als diese persönliche Qualität, nicht als diese furchttragende Persönlichkeit des Erkennenden, sondern als die liebetragende Persönlichkeit des Erkennenden hineinstellen in den Heilungsprozeß, so daß also nicht nur von außen die Medizin in das Moralische hineingetrieben wird, sondern auch von innen.»[184]

Für die therapeutische Wirksamkeit gibt es nicht nur äußere, sondern auch innere Voraussetzungen. Zu diesen gehört von Seiten des Therapeuten die Vertrautheit mit den Arzneimitteln. Es ist eine oft bestätigte Erfahrung, dass sich mit den Arzneimitteln, mit denen man sich besonders verbunden hat und um deren inneres Wesen weiß, besondere therapeutische Ergebnisse erzielen lassen. Das folgende Bild kann diese Zusammenhänge beleuchten[185]: Man denke sich ein Musikstück, das von dem Künstler mit innerer Beteiligung dargeboten wird. Ist der Zuhörende mit seinem Bewusstsein in ganz anderen Welten, so kann sich die dem Stück mögliche Wirkung nicht entfalten. Vielleicht wird die Musik sogar zu einem nichtssagenden Geräusch. Ist demgegenüber die Seele vorbereitet durch ihre innere Gestimmtheit, die Musik wahrzunehmen, so verfehlt sie ihre Wirkung nicht. So wenig die nun eintretende Wirkung durch einen Placeboeffekt bedingt oder nur durch eine entsprechende Einstellung des Zuhörenden erklärbar ist – beispielsweise hätte in dieser Situation ein anderes Musikstück eine ganz andere Wirkung erzielen können –, so wenig ist nun durch die innere, empfangende Haltung des Patienten dem Arzneimittel gegenüber die medikamentöse Wirksamkeit erklärbar. Die Wirkung der Musik ist bestimmt durch die innere Verbindung des Künstlers mit seinem Spiel, die Art der erklingenden Musik und die Empfänglichkeit des Zuhörenden. Die innere Beschäftigung mit den Arzneimitteln, ihrem Zusammenhang mit den Naturreichen und damit dem Makrokosmos entsiegelt ihre therapeutischen Kräfte und bringt sie für den Patienten zur verstärkten Wirksamkeit. Arzneimittel brauchen nicht nur eine «äußere», sondern in diesem Sinne auch eine «innere» Galenik. Der meditative Erkenntnisweg verbindet mit den heilenden Kräften der Naturreiche.[186]

Schon für die Arzneimittelherstellung ist diese innere Einstellung und spirituelle Haltung von zentraler Bedeutung: «Ich habe einmal darauf erwidert, daß ich eigentlich eine so große Angst vor dem Nachmachen gar nicht habe, wenn es uns gelingt, wirklich esoterische Impulse in unsere Strömung hineinzubringen. Dann wird man einsehen, daß die Mittel mit dem esoterischen Hintergrunde gemacht werden, daß es nicht einerlei ist, ob hier die Mittel gemacht werden mit alldem, was hinter dem Esoterischen lebt, was hineingebracht wird, oder ob eine beliebige Fabrik sie nachmacht. Das mag Ihnen paradox erscheinen, aber es ist so. Es ist eben – viel mehr, als daß etwas durch äußere Dinge, durch äußere geschäftsmäßige Kniffe besorgt wird – notwendig, daß eine gewisse Stimmung erwächst, die wirklich dahin zielt: da steckt etwas dahinter, was die Dinge aus dem Geistigen heraus heilkräftig macht. Das ist nicht Aberglaube, das ist etwas, was, wie Sie noch sehen werden, streng geisteswissenschaftlich begründet werden kann.» [187]

12.2 Meditative Arbeit in den verschiedenen therapeutischen Berufen

Das Besondere der durch die Anthroposophie inspirierten Berufe wie Arzt, Pflegende, Therapeut, Pharmazeut, Heilpädagoge, Lehrer, Priester etc. ist, dass sie nicht nur die fachliche Kompetenz voraussetzen, sondern gleichermaßen eine spirituell-ethische. Der Impuls Rudolf Steiners in seiner letzten Schaffenszeit und insbesondere durch die Weihnachtstagung 1923/24 mit der dann begründeten Freien Hochschule für Geisteswissenschaft, ihrer Ersten Klasse und ihrer Differenzierung in die verschiedenen Fachsektionen, war diese Verbindung der esoterischen Arbeit mit der exoterischen. Obgleich das Wort «esoterisch» gegenwärtig eine disqualifizierende «Tönung» hat, wird es hier bewusst gewählt. Wenn wir die Unterscheidung zwischen dem Wesen und seiner Erscheinung treffen, so ist mit dem Wort des «esoterischen» die Hinwendung zum Wesenhaften in der Wahrnehmungswelt, mit der Bezeichnung «exoterisch» demgegenüber diejenige zur äußeren Erscheinung gemeint. In der Medizin brauchen wir die Begegnung mit dem Wesen des anderen Menschen, also eine esoterische Entwicklungs- und Aufgabenstellung. Insofern schlug Steiner eine Ausbildung zum Arzt vor, die bei dem exoterischen Wissen, das heißt der goetheanistisch verstandenen naturwissenschaftlichen Betrachtungsart, beginnt, sie über einen meditativen Erkenntnisweg vertieft und schließlich die moralischen

Qualitäten entwickelt. Diese Empfehlungen haben bis heute nichts an Aktualität verloren und sind gegenwärtig von entscheidender ethisch-spiritueller Relevanz.[188]

Die Arbeit mit den Meditationen kann den Weg des Arztes, des Therapeuten vertiefen. Dabei können die Meditationen unterschiedlich ausgewählt und auch von den unterschiedlichen Berufsgruppen in verschiedener Gewichtung gearbeitet werden. Sie wurden ursprünglich für die jungen Mediziner:innen aufgrund ihres Wunsches nach einer esoterischen Vertiefung der Heilkunst gegeben. Sie stehen darüber hinaus auch in Beziehung zu den anderen therapeutischen und pharmazeutischen Berufen. So wendet sich die meditative Vertiefung in die vier Elemente auch an Pharmazeuten, Pflegende, Kunsttherapeuten, Körpertherapeuten, Heileurythmisten; die Meditation zu den heilenden Geistern in ihrer Verbindung mit der dreigliedrigen Pflanze ist ebenso für Pflegende, Pharmazeuten, Körpertherapeuten wesentlich. Die grundlegende Meditation zur Leuchtekraft und Schweremacht bezieht diese therapeutischen Berufe ebenfalls ein, steht darüber hinaus in einem wesentlichen Zusammenhang zur Heileurythmie und entwickelt eine Verbindung zur psychotherapeutischen Arbeit.

Der meditative Erkenntnisweg kann den Alltag verwandeln, sinnerfüllend wirken, die Beziehung zum Patienten vertiefen und die therapeutischen Kräfte verstärken. Insofern ist er eine entscheidende spirituelle Quelle der therapeutischen Tätigkeit, indem er das Geistige zur praktischen Tätigkeit führt, den raphaelisch-christlichen Geist mit der therapeutischen Arbeit verbindet. Auf diese Perspektive weist Rudolf Steiner in der Osterimagination hin. «Und zur Osterzeit würde diese Architektur, diese Plastik [der Menschheitsrepräsentant zwischen Luzifer und Ahriman, Anmerkung des Verfassers] ein Mysterienspiel fordern: der Mensch, belehrt von Raphael, inwiefern die ahrimanischen und luziferischen Kräfte den Menschen krankmachen, und inwiefern man durch die Raphael-Gewalt angeleitet werden kann, das heilende Prinzip, die große Weltentherapie, die im Christus-Prinzip lebt, zu durchschauen, zu erkennen. ... Der Weltenheiland wird gefühlt, derjenige, der das große Übel der Erde als Heiland heben wollte, er wird gefühlt. Denn er war ja, wie ich schon öfter dargestellt habe, der große Therapeut der Menschheitsentwickelung. Das wird gefühlt, und ihm wird geopfert mit allem, was man an Weisheit haben kann über Heilwirkungen.»[189] Diese raphaelische Wirksamkeit wird dann zu der für die Heilkunst wesentlichen und bereits erwähnten Imagination verdichtet: Raphael «mit dem tiefsinnigen Blick, mit dem Merkurstab, der aber jetzt in den Lüften etwas wie eine feurige Schlange geworden ist, wie eine in Feuer erglänzende Schlange; nicht mehr sich stützend auf die Erde, sondern wie hingehalten, die Kräfte der Luft benutzend, alles das, was an Feuer, Wasser, Erde vorhanden ist im Kosmos, gewissermaßen zusammenmischend und zusammenwirkend, um es in Heilkräfte, die im Kosmos wirken und weben, zu verwandeln. Und unten dann an den Menschen herantretend Michael, der da ganz besonders sichtbar wird, mit seinem Blick – positiv habe ich ihn genannt – hinweisend: ein Blick, der wie zeigt in der Welt, und der gerne den Menschenblick mitnehmen möchte, wenn da Michael im Frühling, Raphael ergänzend, neben dem Menschen steht.»[190] In diesem Sinne schließt sich der meditative Erkenntnisweg des Therapeuten an die raphaelische Wirksamkeit an und verbindet sich mit dem Weltenheiland, dem Christus-Wesen.

Anhang

Tafelzeichnungen und Skizzen Rudolf Steiners

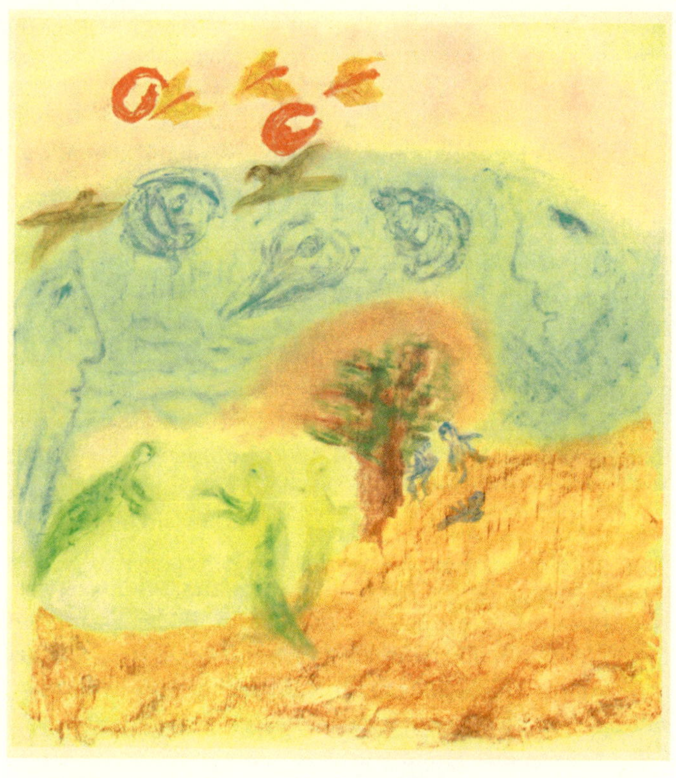

Abb. 10: Rudolf Steiner: Elementarwesen, Pastell auf Transparentpapier (1923).

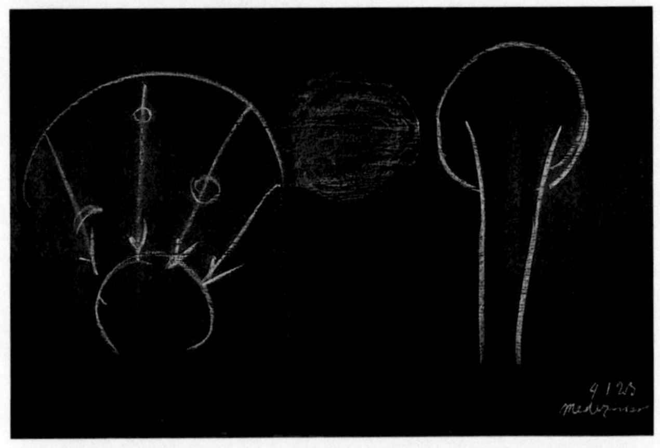

Abb. 11: Rudolf Steiner, Wandtafelzeichnung zum Vortrag vom 4.1.1924 über «Meditative Betrachtungen und Anleitungen zur Vertiefung der Heilkunst», GA 316, Rudolf Steiner Archiv, Dornach, Schweiz.

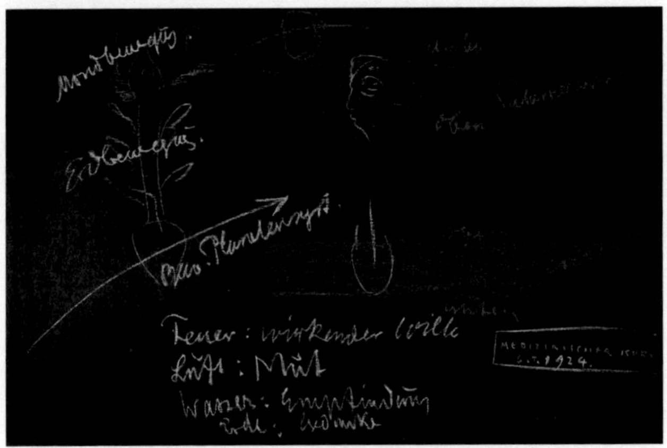

Abb. 12: Rudolf Steiner, Wandtafelzeichnung zum Vortrag vom 6.1.1924 über «Meditative Betrachtungen und Anleitungen zur Vertiefung der Heilkunst», GA 316, Rudolf Steiner Archiv, Dornach, Schweiz.

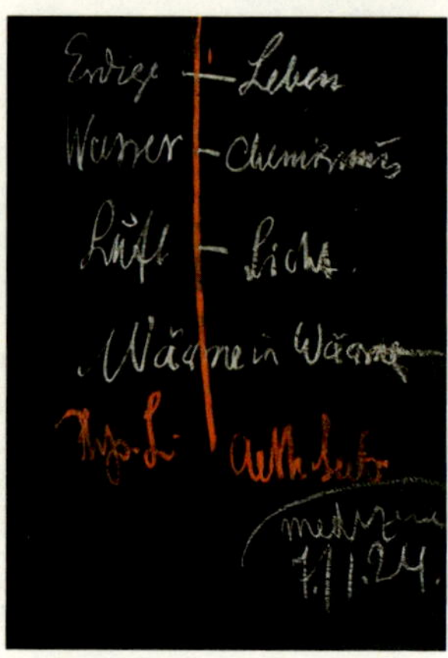

Abb. 13: Rudolf Steiner, Wandtafelzeichnung zum Vortrag vom 7.1.1924 über «Meditative Betrachtungen und Anleitungen zur Vertiefung der Heilkunst», GA 316, Rudolf Steiner Archiv, Dornach, Schweiz.

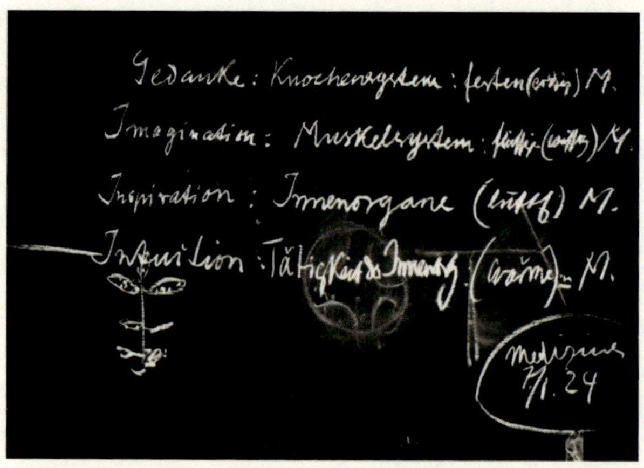

Abb. 14: Rudolf Steiner, Wandtafelzeichnung zum Vortrag vom 7.1.1924 über «Meditative Betrachtungen und Anleitungen zur Vertiefung der Heilkunst», GA 316, Rudolf Steiner Archiv, Dornach, Schweiz.

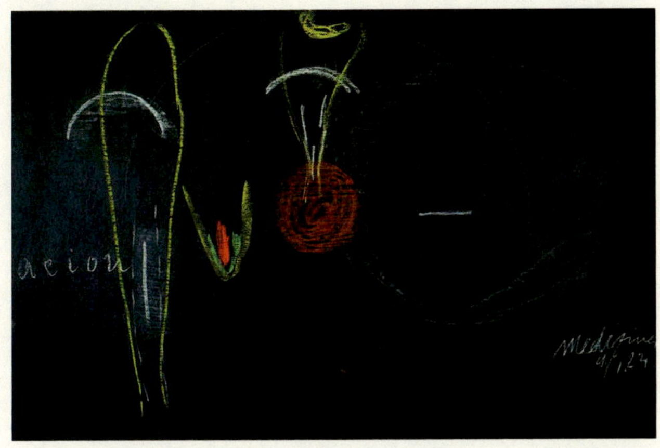

Abb. 15: Rudolf Steiner, Wandtafelzeichnung zum Vortrag vom 9.1.1924 über «Meditative Betrachtungen und Anleitungen zur Vertiefung der Heilkunst», GA 316, Rudolf Steiner Archiv, Dornach, Schweiz.

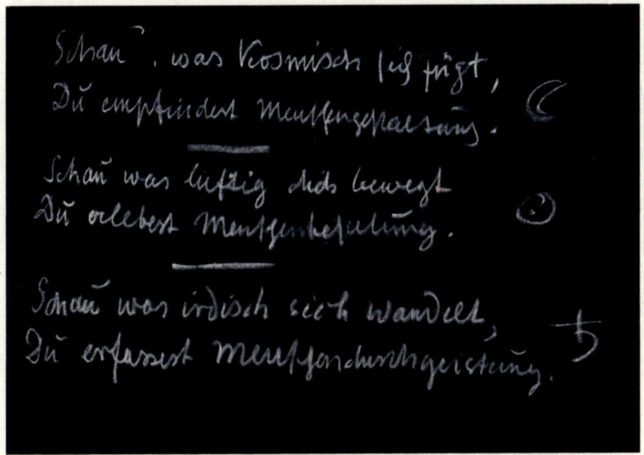

Abb. 16: Rudolf Steiner, Wandtafelzeichnung zum Vortrag vom 22.4.1924 über «Meditative Betrachtungen und Anleitungen zur Vertiefung der Heilkunst», GA 316, Rudolf Steiner Archiv, Dornach, Schweiz.

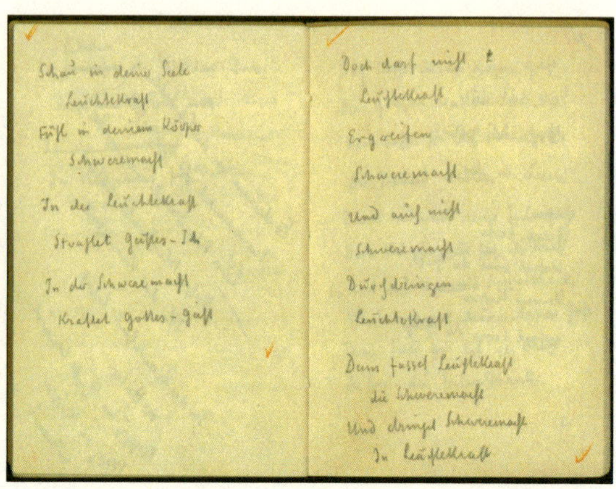

Schau in deiner Seele
Leuchtekraft
Fühle in deinem Körper
Schweremacht
In der Leuchtekraft
Strahlet Geistes-Ich
In der Schweremacht
Kraftet Gottes-Geist

Doch darf nicht
Leuchtekraft
Ergreifen
Schweremacht
Und auch nicht
Schweremacht
Durchdringen
Leuchtekraft
Denn fesselt Leuchtekraft
die Schweremacht
Und dringt Schweremacht
In Leuchtekraft

Abb. 17: Notizbuchblätter Rudolf Steiners mit der Meditation: «Schau in deiner Seele Leuchtekraft ...» (s. S. 67 ff.)
NB 531, Rudolf Steiner Archiv, Dornach, Schweiz.

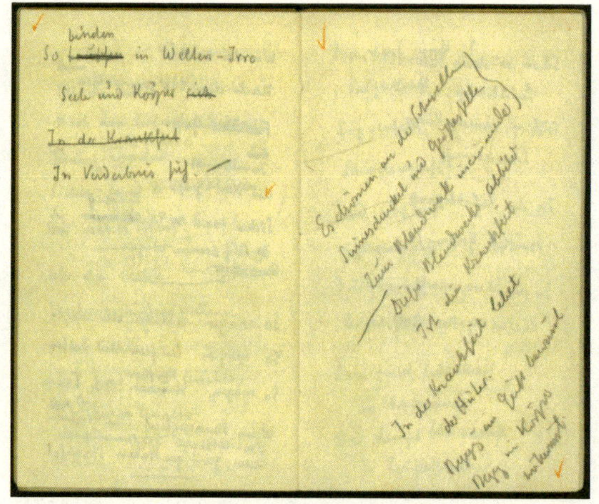

Abb. 18: Notizbuchblätter Rudolf Steiners mit der Meditation: «Es strömen an der Schwelle»
NB 531, Rudolf Steiner Archiv, Dornach, Schweiz.

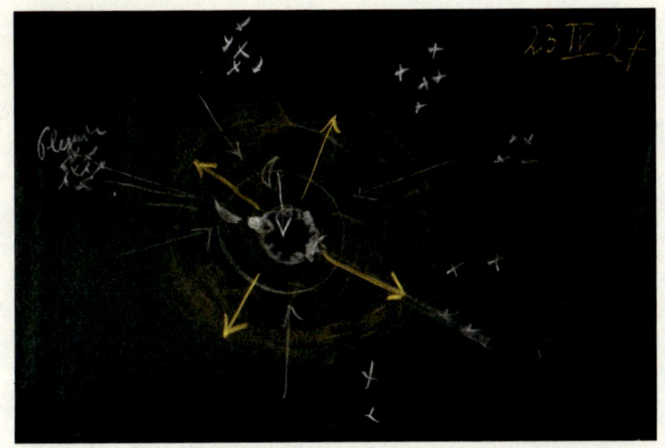

Abb. 19: Rudolf Steiner, Wandtafelzeichnung zum Vortrag vom 23.4.1924 über «Meditative Betrachtungen und Anleitungen zur Vertiefung der Heilkunst», GA 316, Rudolf Steiner Archiv, Dornach, Schweiz.

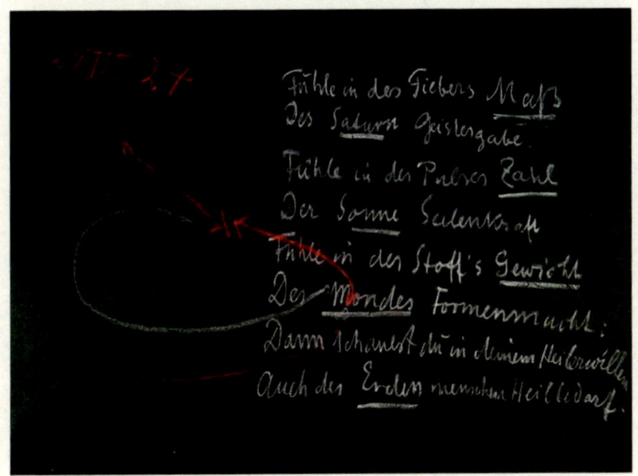

Abb. 20: Rudolf Steiner, Wandtafelzeichnung zum Vortrag vom 24.4.1924 über «Meditative Betrachtungen und Anleitungen zur Vertiefung der Heilkunst», GA 316, Rudolf Steiner Archiv, Dornach, Schweiz.

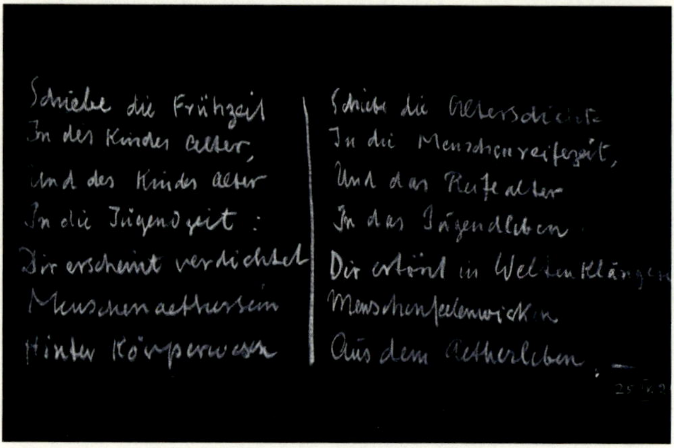

Abb. 21: Rudolf Steiner, Wandtafelzeichnung zum Vortrag vom 25.4.1924 über «Meditative Betrachtungen und Anleitungen zur Vertiefung der Heilkunst», GA 316, Rudolf Steiner Archiv, Dornach, Schweiz.

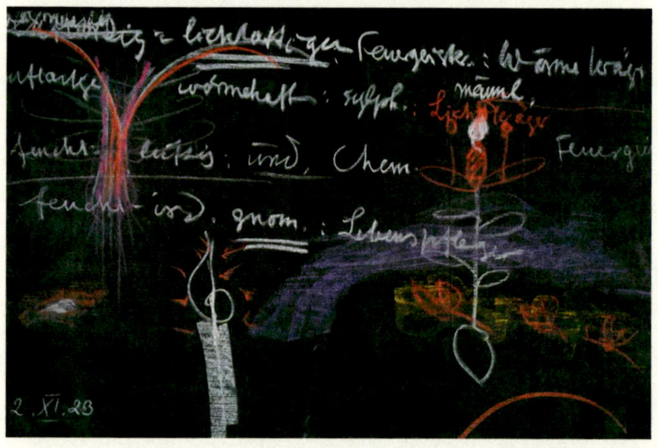

Abb. 22: Rudolf Steiner, Wandtafelzeichnung zum Vortrag vom 2.11.1923 über «Der Mensch als Zusammenklang des schaffenden, bildenden und gestaltenden Weltenwortes», GA 230, Rudolf Steiner Archiv, Dornach, Schweiz.

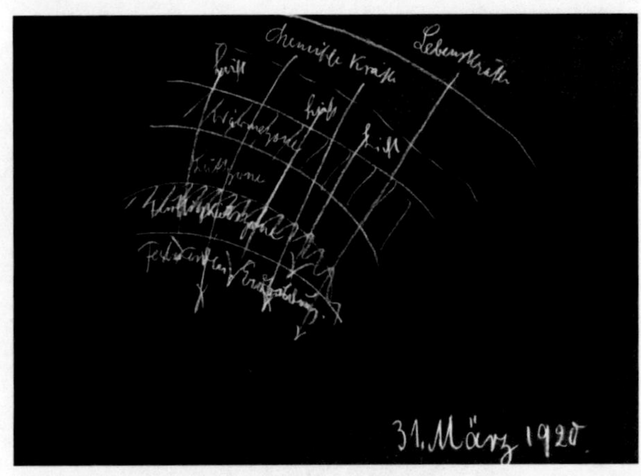

Abb. 23: Rudolf Steiner, Wandtafelzeichnung zum Vortrag vom 31.3.1920 über «Geisteswissenschaft und Medizin», GA 312, Rudolf Steiner Archiv, Dornach, Schweiz.

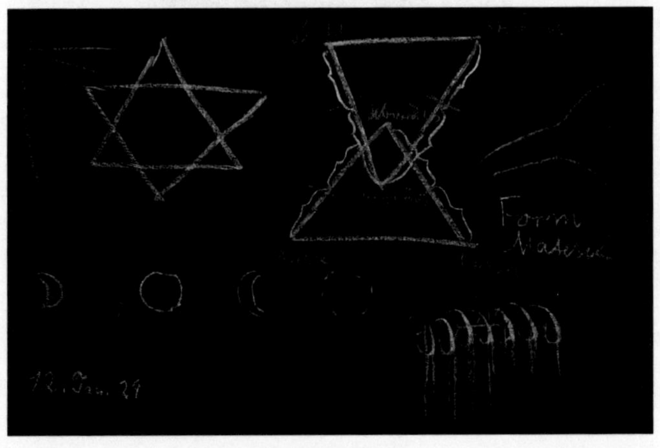

Abb. 24: Rudolf Steiner, Wandtafelzeichnung zum Vortrag vom 12.1.1924 über «Mysterienstätten des Mittelalters», GA 233a, Rudolf Steiner Archiv, Dornach, Schweiz.

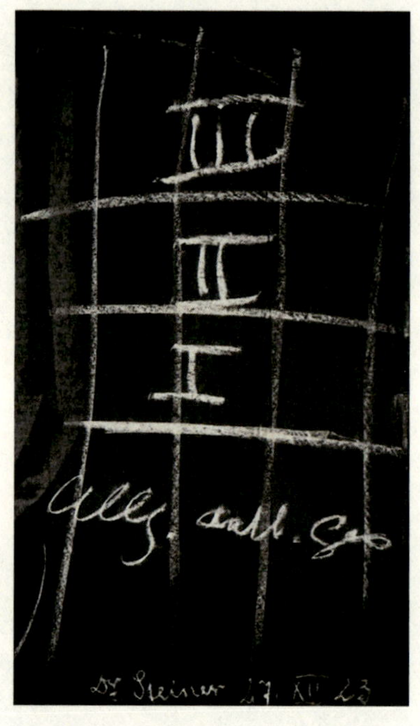

Abb. 25: Rudolf Steiner, Wandtafelzeichnung zum Vortrag vom 27.12.1923 über «Die Weihnachtstagung zur Begründung der Allgemeinen Anthroposophischen Gesellschaft 1923/1924», GA 260, Rudolf Steiner Archiv, Dornach, Schweiz.

Übungen zur Entwicklung des Natursinnes

Die Aufmerksamkeit lenken auf das Werden und Vergehen[191]

«Der Anfang muss damit gemacht werden, die Aufmerksamkeit der Seele auf gewisse Vorgänge in der uns umgebenden Welt zu lenken. Solche Vorgänge sind das sprießende, wachsende und gedeihende Leben einerseits, und alle Erscheinungen, die mit Verblühen, Verwelken, Absterben zusammenhängen, andererseits. Überall, wohin der Mensch die Augen wendet, sind solche Vorgänge gleichzeitig vorhanden. Und überall rufen sie naturgemäß auch in dem Menschen Gefühle und Gedanken hervor. Aber nicht genug gibt sich unter gewöhnlichen Verhältnissen der Mensch diesen Gefühlen und Gedanken hin. Dazu eilt er viel zu rasch von einem Eindruck zum anderen. Es handelt sich darum, dass er intensiv die Aufmerksamkeit ganz bewusst auf diese Tatsachen lenke. Er muss, wo er Blühen und Gedeihen einer ganz bestimmten Art wahrnimmt, alles andere aus seiner Seele verbannen und sich kurze Zeit ganz allein diesem einen Eindrucke überlassen. Er wird sich bald überzeugen, dass ein Gefühl, das in einem solchen Falle durch seine Seele früher nur durchgehuscht ist, anschwillt, dass es eine kräftige und energische Form annimmt. Diese Gefühlsform muss er dann ruhig in sich nachklingen lassen. Er muss dabei ganz still in seinem Innern werden. Er muss sich abschließen von der übrigen Außenwelt und ganz allein dem folgen, was seine Seele zu der Tatsache des Blühens und Gedeihens sagt.

Dabei soll man nur ja nicht glauben, dass man weit kommt, wenn man seine Sinne etwa stumpf macht gegen die Welt. Erst schaue man so lebhaft, so genau, als es nur irgend möglich ist, die Dinge an. Dann erst gebe man sich dem in der Seele auflebenden Gefühle, dem aufsteigenden Gedanken hin. Worauf es ankommt, ist, dass man auf beides, im völligen inneren Gleichgewicht, die Aufmerksamkeit richte. Findet man die nötige Ruhe und gibt man sich dem hin, was in der Seele auflebt, dann wird man nach entsprechender Zeit das Folgende erleben. Man wird neue Arten von Gefühlen und Gedanken in seinem Innern aufsteigen sehen, die man vorher nicht gekannt hat. Je öfter man in einer solchen Weise die Aufmerksamkeit auf etwas Wachsendes, Blühendes und Gedeihendes und damit abwechselnd auf etwas Welkendes, Absterbendes lenkt, desto lebhafter werden diese Gefühle werden. Und aus den Gefühlen und Gedanken, die so entstehen, bauen sich die Hellseherorgane ebenso auf, wie sich durch Naturkräfte aus belebtem Stoffe Augen und Ohren des physischen Körpers aufbauen. Eine ganz bestimmte Gefühlsform knüpft sich an das Wachsen und Werden; eine andere ganz bestimmte an das Verwelken und Absterben. Aber nur dann, wenn die Pflege dieser Gefühle auf die beschriebene Art angestrebt wird. Es ist möglich, annähernd richtig zu beschreiben, wie diese Gefühle sind. Eine vollständige Vorstellung kann sich davon jeder selbst verschaffen, indem er diese inneren Erlebnisse durchmacht. Wer oft die Aufmerksamkeit auf den Vorgang des Werdens, des Gedeihens, des Blühens gelenkt hat, der wird etwas fühlen, was der Empfindung bei einem Sonnenaufgang entfernt ähnlich ist. Und aus dem Vorgang des Welkens, Absterbens wird sich ihm ein Erlebnis ergeben, das in ebensolcher Art mit dem langsamen Aufsteigen des Mondes im Gesichtskreis zu vergleichen ist. Diese beiden Gefühle sind zwei Kräfte, die bei gehöriger Pflege, bei immer lebhafter werdender

Ausbildung zu den bedeutsamsten geistigen Wirkungen führen. Wer sich immer wieder und wieder planmäßig, mit Vorsatz, solchen Gefühlen überlässt, dem eröffnet sich eine neue Welt. Die Seelenwelt, der sogenannte astrale Plan, beginnt vor ihm aufzudämmern. Wachsen und Vergehen bleiben für ihn nicht mehr Tatsachen, die ihm solch unbestimmte Eindrücke machen wie vorher. Sie formen sich vielmehr zu geistigen Linien und Figuren, von denen er vorher nichts ahnte. Und diese Linien und Figuren haben für die verschiedenen Erscheinungen auch verschiedene Gestalten.»

Übersicht zu den Meditationen

Wärmemeditation

Vorbereitung: Wie finde ich das Gute?

1. Kann ich das Gute denken?
Ich kann das Gute nicht denken.
Denken versorgt mein Ätherleib.
Mein Ätherleib wirkt in der Flüssigkeit meines Leibes.
Also in der Flüssigkeit des Leibes finde ich das Gute nicht.

2. Kann ich das Gute fühlen?
Ich kann das Gute zwar fühlen; aber es ist durch mich nicht da,
wenn ich es nur fühle.
Fühlen versorgt mein astralischer Leib.
Mein astralischer Leib wirkt in dem Luftförmigen meines Leibes.
Also in dem Luftförmigen des Leibes finde ich das durch mich
existierende Gute nicht.

3. Kann ich das Gute wollen?
Ich kann das Gute wollen.
Wollen versorgt mein Ich.
Mein Ich wirkt in dem Wärmeäther meines Leibes.
Also in der Wärme kann ich das Gute physisch verwirklichen.

Ich fühle meine Menschheit in meiner Wärme.

1. Ich fühle Licht in meiner Wärme (Acht geben, dass diese Lichtempfindung auftritt in der Gegend, wo das physische Herz ist)
2. Ich fühle tönend die Weltsubstanz in meiner Wärme (Acht geben, dass die eigentümliche Ton-Empfindung vom Unterleib nach dem Kopfe, aber mit Ausbreitung im ganzen Leib geht)
3. Ich fühle in meinem Kopf sich regend das Welten-Leben in meiner Wärme (Acht geben, dass die eigentümliche Lebensempfindung vom Kopfe nach dem ganzen Körper sich verbreitet)

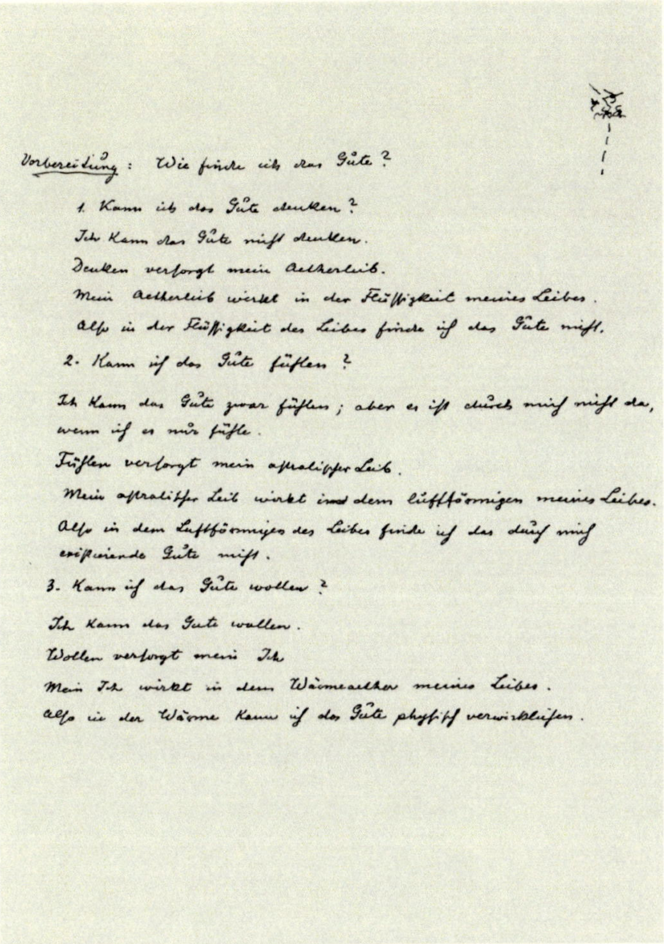

Vorbereitung: Wie finde ich das Gute?

1. Kann ich das Gute denken?

Ich kann das Gute nicht denken.

Denken versorgt mein Aetherleib.

Mein Aetherleib wirkt in der Flüssigkeit meines Leibes.

Also in der Flüssigkeit des Leibes finde ich das Gute nicht.

2. Kann ich das Gute fühlen?

Ich kann das Gute zwar fühlen; aber es ist durch mich nicht da, wenn ich es nur fühle.

Fühlen versorgt mein astralischer Leib.

Mein astralischer Leib wirkt in dem Luftförmigen meines Leibes.

Also in dem Luftförmigen des Leibes finde ich das durch mich existierende Gute nicht.

3. Kann ich das Gute wollen?

Ich kann das Gute wollen.

Wollen versorgt mein Ich

Mein Ich wirkt in dem Wärmeaether meines Leibes.

Also in der Wärme kann ich das Gute physisch verwirklichen.

Abb. 26: Notizbuchblätter Rudolf Steiners mit der Meditation: «Wie finde ich das Gute?» RSA I A NZ 3221, Rudolf Steiner Archiv, Dornach, Schweiz.

Ich fühle meine Menschheit in meiner Wärme.

1. Ich fühle Licht in meiner Wärme.

[Acht geben, dass diese Lichtempfindung auftritt in der Gegend, wo das physische Herz ist]

2. Ich fühle tönend die Weltschöpfung in meiner Wärme.

[Acht geben, dass die eigentümliche Ton-Empfindung vom Unterleib nach dem Kopfe, aber mit Ausbreitung im ganzen Leibe geht.]

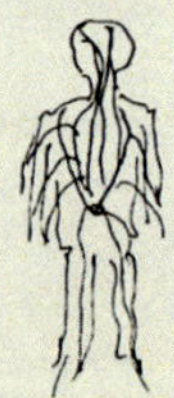

3. Ich fühle in meinem Kopfe sich regend das Weltenleben in meiner Wärme.

[Acht geben, dass die eigentümliche Lebensempfindung vom Kopfe nach dem ganzen Körper sich verbreitet]

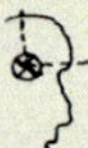

Abb. 27: Notizbuchblätter Rudolf Steiners mit der Meditation: «Wie finde ich das Gute?» NZ 4470, Rudolf Steiner Archiv, Dornach, Schweiz.

Ihr heilenden Geister
Ihr verbindet euch
Dem Sulphursegen
Des Ätherduftes;
Ihr belebet euch
Im Aufstreben Merkurs
Dem Tautropfen
Des Wachsenden
Und Werdenden.
Ihr machet Halt
In dem Erdensalze
Das die Wurzel
Im Boden ernährt. –

Ich will mein Seelenwissen
Verbinden dem Feuer
Des Blütenduftes;
Ich will mein Seelenleben
Erregen am glitzernden Tropfen
Des Blättermorgens;
Ich will mein Seelensein
Erstarken an dem
Salzerhärtenden
Mit dem die Erde
Sorgsam die Wurzel pflegt. –

Erlebe das Feuer
Du wandelst mit dem Sonnenwesen. Wärme ♄
Erlebe die Luft
Du wandelst mit dem Sonnenlicht. Licht ☉
Erlebe das Wasser
Du wandelst mit dem Sonnenwirken. Chem. ☽
Erlebe die Erde
Du wandelst mit dem Sonnenleben. ♂ ☿

Januar 1924[192]

Notizbuch

Schau in deiner Seele
Leuchtekraft
Fühl in deinem Körper
Schweremacht
In der Leuchtekraft
Strahlet Geistes-Ich
In der Schweremacht
Kraftet Gottes-Geist.
Doch darf nicht
Leuchtekraft
Ergreifen
Schweremacht
Und auch nicht
Schweremacht
Durchdringen
Leuchtekraft.
Denn fasset Leuchtekraft
Die Schweremacht
Und dringet Schweremacht
In Leuchtekraft,
So binden in Welten-Irre
Seele und Körper

In Verderbnis sich.

Es strömen an der Schwelle
Sinnesdunkel und Geisteshelle
Zum Blendwerk ineinander
Dieses Blendwerks Abbild
Ist die Krankheit
In der Krankheit lebet der Hüter.
Begegnung im Geist bewusst
Begegnung im Körper unbewusst.[193]

Es war in alten Zeiten,
Da lebte in der Eingeweihten Seelen
Kraftvoll der Gedanke, daß krank
Von Natur ein jeglicher Mensch sei.
Und Erziehen ward angesehen
Gleich dem Heilprozeß,
Der dem Kinde mit dem Reifen
Die Gesundheit zugleich erbrachte
Für des Lebens vollendetes Menschsein.

Schau, was kosmisch sich fügt,
Du empfindest Menschengestaltung.

Schau, was luftig dich bewegt,
Du erlebest Menschenbeseelung.

Schau, was irdisch sich wandelt,
Du erfassest Menschendurchgeistung.

Fühle in des Fiebers Maß
Des Saturn Geistesgabe
Fühle in des Pulses Zahl
Der Sonne Seelenkraft
Fühle in des Stoffs Gewicht
Des Mondes Formenmacht:
Dann schauest du in deinem Heilerwillen
Auch des Erdenmenschen Heilbedarf.

Schiebe die Frühzeit
In des Kindes Alter,
Und des Kindes Alter
In die Jugendzeit:
Dir erscheint verdichtet
Menschenäthersein
Hinter Körperwesen –

Schiebe die Altersdichte
In die Menschenreifezeit,
Und das Reifealter
In das Jugendleben:
Dir ertönt in Weltenklängen
Menschenseelenwirken
Aus dem Ätherleben.

Für Ärzte und Priester

Ich werde gehen den Weg,
Der die Elemente in Geschehen löst
Und mich führt nach unten zum Vater
Der die Krankheit schickt zum Ausgleich des Karma

Und mich führt nach oben zum Geiste
Der die Seele in Irrtum zum Erwerb der Freiheit leitet
Christus führt nach unten und nach oben
Harmonisch Geistesmensch in Erdenmenschen zeugend.[194]

Grundsteinmeditation

Weihnachtstagung 1923/24, 30.12.1923

Menschenseele!
Du lebest in den Gliedern,
Die dich durch die Raumeswelt
In das Geistesmeereswesen tragen: (im Notizbuch steht «im Geistes ...»)
Übe Geist-Erinnern
In Seelentiefen,
Wo in waltendem
Weltschöpfer-Sein
Das eigne Ich
Im Gottes-Ich
Erweset;
Und du wirst wahrhaft leben
Im Menschen-Welten-Wesen.

Denn es waltet der Vater-Geist der Höhen
In den Weltentiefen Sein-erzeugend:
Seraphim, Cherubim, Throne,
Lasset aus den Höhen erklingen,
Was in den Tiefen das Echo findet;
Dieses spricht:
Ex Deo nascimur.
Das hören die Elementargeister
Im Osten, Westen, Norden, Süden:
Menschen mögen es hören.

Menschenseele!
Du lebest in dem Herzens-Lungen-Schlage,
Der dich durch den Zeitenrhythmus
Ins eigne Seelenwesensfühlen leitet:

Übe Geist-Besinnen
Im Seelengleichgewichte,
Wo die wogenden
Welten-Werde-Taten
Das eigne Ich
Dem Welten-Ich
Vereinen;
Und du wirst wahrhaft fühlen
Im Menschen-Seelen-Wirken.

Denn es waltet der Christus-Wille im Umkreis
In den Weltenrhythmen Seelen-begnadend.
Kyriotetes, Dynamis, Exusiai,
Lasset vom Osten befeuern,
Was durch den Westen sich gestaltet;
Dieses spricht:
In Christo morimur.
Das hören die Elementargeister
Im Osten, Westen, Norden, Süden:
Menschen mögen es hören.

Menschenseele!
Du lebest im ruhenden Haupte,
Das dir aus Ewigkeitsgründen
Die Weltengedanken erschließet:
Übe Geist-Erschauen
In Gedanken-Ruhe,
Wo die ew'gen Götterziele
Welten-Wesens-Licht
Dem eignen Ich
Zu freiem Wollen
Schenken;
Und du wirst wahrhaft denken
In Menschen-Geistes-Gründen.

Denn es walten des Geistes Weltgedanken
Im Weltenwesen Licht-erflehend.
Archai, Archangeloi, Angeloi,
O lasset aus den Tiefen erbitten,
Was in den Höhen erhöret wird;
Dieses spricht:
Per spiritum sanctum reviviscimus.
Das hören die Elementargeister
Im Osten, Westen, Norden, Süden;
Menschen mögen es hören.

In der Zeiten Wende
Trat das Welten-Geistes-Licht
In den irdischen Wesensstrom;
Nacht-Dunkel
Hatte ausgewaltet;
Taghelles Licht
Erstrahlte in Menschenseelen;
Licht,
Das erwärmet
Die armen Hirtenherzen;
Licht,
Das erleuchtet
Die weisen Königshäupter –

Göttliches Licht,
Christus-Sonne,
Erwärme
Unsere Herzen;
Erleuchte
Unsere Häupter;

Dass gut werde,
Was wir aus Herzen

Gründen,
Aus Häuptern
Zielvoll führen wollen.

Literaturverzeichnis

1 Zeylmans van Emmichoven, J. E.: Wer war Ita Wegman? Band 2. Dornach: Natura Verlag 1992, S. 216–217.

2 Steiner, R.: Makrokosmos und Mikrokosmos. GA 119. Vortrag vom 30.3.1910. Dornach: Rudolf Steiner Verlag 1988, S. 236–238.

3 Hoel, D. G., Berwick, M., Gruijl, F. R. de, Holick, M. F.: The risks and benefits of sun exposure 2016. Dermatoendocrinol. 2016 Oct 19;8(1):e1248325. doi: 10.1080/19381980.2016.1248325.

4 In: Selg, P.: Die Beseelte Menschen-Sonne. Eine Herzmeditation Rudolf Steiners. Verlag des Ita Wegman Instituts. Stuttgart 2011.

5 Steiner, R.: Wie erlangt man Erkenntnisse der höheren Welten? GA 10. Rudolf Steiner Verlag, Dornach. Kapitel: Wie erlangt man Erkenntnisse der höheren Welten – Innere Ruhe.

6 Selg, P.: Patientenmeditationen von Rudolf Steiner. Verlag des Ita Wegman Instituts 2019.

7 Schiller, F.: Über die ästhetische Erziehung des Menschen, in einer Reihe von Briefen. 4. Brief. Stuttgart: Verlag Freies Geistesleben 2018.

8 Jacobs, T. L., Epel, E. S., Lin, J., et al.: Intensive meditation training, immune cell telomerase activity, and psychological mediators. Psychoneuroendocrinology 2011; 36 (5), S. 664–681.

9 Steiner, R.: Anthroposophische Leitsätze. GA 26. Dornach: Rudolf Steiner Verlag 1998, S. 14.

10 Steiner, R.: Wie erwirbt man sich Verständnis für die geistige Welt? GA 154. Rudolf Steiner Verlag, Dornach. Vortrag vom 26.5.1914.

11 Steiner, R.: Die anthroposophische Geisteswissenschaft und die großen Zivilisationsfragen der Gegenwart. GA 80c. Vortrag vom 3.11.1922. Dornach: Rudolf Steiner Verlag 2020, S. 343.

12 Steiner, R.: Vorstufen zum Mysterium von Golgatha. GA 152. Rudolf Steiner Verlag, Dornach 1991. Vortrag vom 1. Mai 1913.

13 Steiner, R.: Wege und Ziele des geistigen Menschen. Lebensfragen im Lichte der Geisteswissenschaft. GA 125. Rudolf Steiner Verlag, Dornach 1992. Vortrag vom 11.12.1910.

14 House, S.H.: Psychological distress and its impact on wound healing. An integrative Review. Journal of Wound, Ostomy, and Continence Nursing 2015; 42 (1), S. 38–41.

15 Steiner, R.: Wege und Ziele des geistigen Menschen. Lebensfragen im Lichte der Geisteswissenschaft. GA 125. Rudolf Steiner Verlag, Dornach 1992.Vortrag vom 11.12.1910.

16 Steiner, R.: Meditative Betrachtungen und Anleitungen zur Vertiefung der Heilkunst. GA 316. Rudolf Steiner Verlag, Dornach 2008. Vortrag vom 9.1.1924.

17 Steiner, R.: Die Ätherisation des Blutes. Das Eingreifen des ätherischen Christus in die Erdenentwicklung. In: Das esoterische Christentum und die geistige Führung der Menschheit. GA 130. Dornach: Rudolf Steiner Verlag 1995.

18 Steiner, R.: Die Brücke zwischen der Weltgeistigkeit und dem Physischen des Menschen – Die Suche nach der neuen Isis, der göttlichen Sophia. GA 202. Vorträge vom 17. und 18.12.1920. Rudolf Steiner Verlag, Dornach 1993.

19 Selg, P.: Die «Wärme-Meditation». Geschichtlicher Hintergrund und ideelle Beziehungen. Dornach: Verlag am Goetheanum 2018.

20 Das Buch Tobias.

21 Steiner, R.: Meditative Betrachtungen und Anleitungen zur Vertiefung der Heilkunst. GA 316. Rudolf Steiner Verlag, Dornach 2008. Vortrag vom 9.1.1924.

22 Steiner, R.: Meditative Betrachtungen und Anleitungen

zur Vertiefung der Heilkunst. GA 316. Rudolf Steiner Verlag, Dornach 2008. Vortrag vom 21.4.1924.

23 Steiner, R.: Anthroposophische Leitsätze. Kapitel: Die Weltgedanken im Wirken Michaels und im Wirken Ahrimans. GA 26. 10. Aufl. Dornach: Rudolf Steiner Verlag 1998, S. 117.

24 Steiner, R.: Esoterische Betrachtungen karmischer Zusammenhänge. GA 237. Rudolf Steiner Verlag, Dornach. Vortrag vom 28. Juli 1924.

25 Zeylmans van Emmichoven, J. E.: Wer war Ita Wegman? Band 2. Dornach: Natura Verlag 1992, S. 216–217.

26 Steiner, R.: Vorstufen des Mysteriums von Golgatha. GA 152. Vortrag vom 1.5.1913. Dornach: Rudolf Steiner Verlag 1990.

27 Steiner, R.: Wie erlangt man Erkenntnisse der höheren Welten? GA 10. Kapitel: Wie erlangt man Erkenntnisse der höheren Welten – Innere Ruhe. Basel: Rudolf Steiner Verlag 2022.

28 Steiner, R.: Die Geheimwissenschaft im Umriss. GA 13. Kapitel: Die Erkenntnis der höheren Welten. Basel: Rudolf Steiner Verlag 2021.

29 Smit, J.: Meditation und Christus-Erfahrung. Stuttgart: Falter im Verlag Freies Geistesleben 1990.

30 Steiner, R.: Die Geheimwissenschaft im Umriss. GA 13. Kapitel: Die Erkenntnis der höheren Welten. Basel: Rudolf Steiner Verlag 2021.

31 Morgenstern, C.: Sämtliche Dichtungen. Abteilung 1, Band 11, Basel 1971–1973, S. 19–20.

32 Hahn, H. In: Rau, C.: Ich preise Dich: Sprüche und Gebete für Kinder im Schulalter. 6. Aufl. Verlag am Goetheanum 1995.

33 Steiner, R.: Die Brücke zwischen der Weltgeistigkeit und dem Physischen des Menschen. Die Suche nach der neuen Isis, der göttlichen Sophia. 11.Vortrag. GA 202. 4. Aufl. Rudolf Steiner Verlag, Dornach 1993.

34 Steiner, R.: Meditative Betrachtungen und Anleitungen zur Vertiefung der Heilkunst. GA 316. Rudolf Steiner Verlag, Dornach 2008. Vortrag vom 2.1.1924.

35 Steiner, R.: Die Welt der Sinne und die Welt des Geistes. GA 134. Dornach: Rudolf Steiner Verlag 2008.

36 Steiner, R.: Wie erlangt man Erkenntnisse der höheren Welten? GA 10. Kapitel: Die Stufen der Einweihung. Basel: Rudolf Steiner Verlag 2022.

37 Steiner, R.: Meditative Betrachtungen und Anleitungen zur Vertiefung der Heilkunst. Vorträge für Ärzte und Studierende der Medizin. GA 316. Rudolf Steiner Verlag, Dornach 2008. Vortrag vom 6.1.1924.

38 Steiner, R.: Die Geheimwissenschaft im Umriss. GA 13. Kapitel: Die Erkenntnis der höheren Welten. Basel: Rudolf Steiner Verlag 2021.

39 Bockemühl, J.: Die Bildebewegungen der Pflanzen. In: Bockemühl, J. (Hg.): Erscheinungsformen des Ätherischen. Verlag Freies Geistesleben, Stuttgart 1977, S. 107–134.

40 Goethe, J.W.: Die Metamorphose der Pflanzen. Verlag Freies Geistesleben, Stuttgart 1966.

41 Lehrs, E.: Mensch und Materie. Ein Beitrag zur Erweiterung der Naturerkenntnis nach der Methode Goethes. Vittorio Klostermann, Frankfurt am Main 1987.

42 Steiner, R.: Der Mensch als Zusammenklang des schaffenden, bildenden und gestaltenden Weltenwortes. GA 230. Vortrag vom 2.11.1923. Dornach: Rudolf Steiner Verlag 1993, S. 114.

43 Steiner, R.: Meditative Betrachtungen und Anleitungen zur Vertiefung der Heilkunst. GA 316. Rudolf Steiner Verlag, Dornach 2008. Vortrag vom 5. Januar 1924.

44 Steiner, R.: Anthroposophische Leitsätze. Kapitel: Die Weltgedanken im Wirken Michaels und im Wirken Ahrimans. GA 26. 10. Aufl. Dornach: Rudolf Steiner Verlag 1998, S. 117.

45 Steiner, R.: Meditative Betrachtungen und Anleitungen

zur Vertiefung der Heilkunst. GA 316. Rudolf Steiner Verlag, Dornach 2008. Vortrag vom 21.4.1924.

46 Steiner, R.: Die Verbindung zwischen Lebenden und Toten. GA 168. Vortrag vom 3.12.1916. Dornach: Rudolf Steiner Verlag 1995, S. 219.

47 Steiner, R.: Wie erlangt man Erkenntnisse der höheren Welten? GA 10. Basel: Rudolf Steiner Verlag 2022.

48 Steiner, R.: Meditative Betrachtungen und Anleitungen zur Vertiefung der Heilkunst. GA 316. Rudolf Steiner Verlag, Dornach 2008. Vortrag vom 5.1.1924.

49 Schiller, F.: Gedichte. Sämtliche Werke, Band 1. München [3]1962, S. 243, 247.

49a Steiner, R.: Meditative Betrachtungen und Anleitungen zur Vertiefung der Heilkunst. GA 316. Rudolf Steiner Verlag, Dornach 2008. Vortrag vom 5.1.1924.

50 Steiner, R.: Die Sendung Michaels. GA 194. Vortrag vom 22.11.1919. Dornach: Rudolf Steiner Verlag 1994.

51 Grohmann, G.: Die Pflanze als Lichtsinnesorgan der Erde. Verlag Freies Geistesleben, Stuttgart 1962.

52 Steiner, R.: Das Zusammenwirken von Ärzten und Seelsorgern. GA 318. Vortrag vom 14. September 1924. Basel: Rudolf Steiner Verlag 2019.

53 Steiner, R.: Die Geheimwissenschaft im Umriss. GA 13. Kapitel: Die Weltentwicklung und der Mensch. Basel: Rudolf Steiner Verlag 2021.

54 Goethe, J. W.: Faust I. Insel-Verlag, Leipzig 1982.

55 Steiner, R.: Geisteswissenschaft und Medizin. GA 312. Vortrag vom 31.3.1920. Basel: Rudolf Steiner Verlag 2020.

56 Steiner, R.: Geisteswissenschaft und Medizin. GA 312. Vortrag vom 31.3.1920. Basel: Rudolf Steiner Verlag 2020.

57 Steiner, R.: Mantrische Sprüche. Seelenübungen. GA 268. Dornach: Rudolf Steiner Verlag 1999, S. 300.

58 Steiner, R.: Die Geheimwissenschaft im Umriss. GA 13.

Kapitel: Die Weltentwicklung und der Mensch. Basel: Rudolf Steiner Verlag 2021.

59 Goethe, J. W.: Faust I. Insel-Verlag, Leipzig 1982.

60 Steiner, R.: Meditative Betrachtungen und Anleitungen zur Vertiefung der Heilkunst. GA 316. Rudolf Steiner Verlag, Dornach 2008. Vortrag vom 6.1.1924.

61 Yavropoulou, M. P., Yovos, J.G.: The molecular basis of bone mechanotransduction. Journal of Musculoskeletal and Neuronal Interactions 2016; 16 (3), S. 221–236.

62 Tol, A. F. van, Schemenz, V., Wagermaier, W., Roschger, A., Razi, H., Vitienes, I., Fratzl, P., Willie, B. M., Weinkamer, R.: The mechanoresponse of bone is closely related to the osteocyte lacunocanalicular network architecture. Proceedings of the National Academy of Sciences USA. 2020 Dec 22;117(51):32251–32259.

63 Girke, M.: Innere Medizin. Grundlagen und therapeutische Konzepte der Anthroposophischen Medizin. Kapitel: Diabetologie. Band 1. Berlin: Salumed Verlag 2020, S. 597–736.

64 Steiner, R.: Meditative Betrachtungen und Anleitungen zur Vertiefung der Heilkunst. GA 316. Rudolf Steiner Verlag, Dornach 2008. Vortrag vom 7. Januar 1924.

65 Madl, P., Verwanger, T., Geppert, M., Scholkmann, F.: Oscillations of ultra-weak photon emission from cancer and non-cancer cells stressed by culture medium change and TNF-α. Sci Rep. 2017 Sep 12;7(1):11249 (aus dem Englischen übersetzt).

66 Steiner, R.: Geisteswissenschaft und Medizin. GA 312. Vortrag vom 31.3.1920. Basel: Rudolf Steiner Verlag 2020.

67 Steiner, R.: Meditative Betrachtungen und Anleitungen zur Vertiefung der Heilkunst. GA 316. Rudolf Steiner Verlag, Dornach 2008. Vortrag vom 7. Januar 1924.

68 Steiner, R.: Mantrische Sprüche. Seelenübungen 1903–

1925. GA 268. Notizblatt 1924. Dornach: Rudolf Steiner Verlag 1999, S. 114.

69 Steiner, R.: Meditative Betrachtungen und Anleitungen zur Vertiefung der Heilkunst. GA 316. Rudolf Steiner Verlag, Dornach 2008. Vortrag vom 7. Januar 1924.

70 Steiner, R.: Meditative Betrachtungen und Anleitungen zur Vertiefung der Heilkunst. GA 316. Rudolf Steiner Verlag, Dornach 2008. Vortrag vom 7. Januar 1924.

71 Sumner, J. A., Gambazza, S., Gao, X., Baccarelli, A. A., Uddin, M., McLaughlin, K. A.: Epigenetics of early-life adversity in youth: cross-sectional and longitudinal associations. Clin Epigenetics. 2022 Apr 8;14(1):48.

72 Steiner, R.: Grundlegendes für eine Erweiterung der Heilkunst nach geisteswissenschaftlichen Erkenntnissen. GA 27. Kapitel II: Warum erkrankt der Mensch? Basel: Rudolf Steiner Verlag 2014.

73 Steiner, R.: Meditative Betrachtungen und Anleitungen zur Vertiefung der Heilkunst. GA 316. Rudolf Steiner Verlag, Dornach 2008. Vortrag vom 9.1.1924.

74 Steiner, R.: Meditative Betrachtungen und Anleitungen zur Vertiefung der Heilkunst. GA 316. Vortrag vom 9.1.1924. Dornach: Rudolf Steiner Verlag 2008, S. 130.

75 Treichler, M.: Anthroposophie basierte Psychotherapie. Berlin: Salumed Verlag 2022.

76 Berk, M., Williams, L. J., Jacka, F., et al.: So depression is an inflammatory disease, but where does the inflammation come from? BMC Medicine 2013; 200. doi 10.1186.

77 Aus: Girke, M.: Innere Medizin. Grundlagen und therapeutische Konzepte der Anthroposophischen Medizin. Kapitel 33: Vom Mediziner zum Arzt. Band 2. Berlin: Salumed Verlag 2020.

78 Steiner, R.: Meditative Betrachtungen und Anleitungen zur Vertiefung der Heilkunst. GA 316. Vortrag vom 9.1.1924. Dornach: Rudolf Steiner Verlag 2008.

79 Steiner, R.: Meditative Betrachtungen und Anleitungen

zur Vertiefung der Heilkunst. GA 316. Rudolf Steiner Verlag, Dornach 2008. Vortrag vom 9. Januar 1924.

80 Ebd.

81 Ebd.

82 Steiner, R.: Inneres Wesen des Menschen und Leben zwischen Tod und neuer Geburt. GA 153. Vortrag vom 12. April 1914. Dornach: Rudolf Steiner Verlag 1997.

83 Steiner, R.: Meditative Betrachtungen und Anleitungen zur Vertiefung der Heilkunst. GA 316. Rudolf Steiner Verlag, Dornach 2008. Vortrag vom 9. Januar 1924.

84 Steiner, R.: Mysterienstätten des Mittelalters. Rosenkreuzertum und modernes Einweihungsprinzip. GA 233a. Rudolf Steiner Verlag, Dornach 1991. Vortrag vom 12.1.1924.

85 Steiner, R.: Mysterienstätten des Mittelalters. Rosenkreuzertum und modernes Einweihungsprinzip. GA 233a. Rudolf Steiner Verlag, Dornach 1991. Vortrag vom 12.1.1924.

86 Steiner, R.: Meditative Betrachtungen und Anleitungen zur Vertiefung der Heilkunst. GA 316. Rudolf Steiner Verlag, Dornach 2008. Vortrag vom 21.4.1924.

87 Soldner, G.: Individuelle Pädiatrie. Leibliche, seelische und geistige Aspekte in Diagnostik und Beratung. Anthroposophisch-homöopathische Therapie. Stuttgart: Wissenschaftliche Verlagsgesellschaft 2018, S. 40 f.

88 Laue, H.B. von: Der imaginative Begriff »Modellleib«, sein menschenkundliches Konzept und die Forschung zur Epigenetik. Der Merkurstab. Zeitschrift für Anthroposophische Medizin 2011;64(4):284–295.

89 Selg, P.: Texte zur Medizin aus dem Werk von Rudolf Steiner. 2 Bde., 3. Aufl. Rudolf Steiner Verlag, Dornach 2004.

90 Steiner, R.: Meditative Betrachtungen und Anleitungen zur Vertiefung der Heilkunst. GA 316. Rudolf Steiner Verlag, Dornach 2008. Vortrag vom 21.4.1924.

91 Steiner, R.: Meditative Betrachtungen und Anleitungen zur Vertiefung der Heilkunst. GA 316. Erster Rundbrief, 11.3.1924. Dornach: Rudolf Steiner Verlag 2008, S. 225–231.

92 Weizsäcker, V. von: Soziale Krankheit und soziale Gesundung. Gesammelte Schriften, Bd. 8. Springer Verlag, Berlin 1930. Zitiert in: Lamprecht, F., Johnen, R.: Salutogenese: Ein neues Konzept in der Psychosomatik? VAS-Verlag für akademische Schriften 1997, Frankfurt-Bockenheim, S. 46.

93 Steiner, R.: Die Welt der Sinne und die Welt des Geistes. GA 134. Vortrag vom 29.12.1922. Dornach: Rudolf Steiner Verlag 2008.

94 Steiner, R.: Mantrische Sprüche. Seelenübungen II. GA 268. Dornach: Rudolf Steiner Verlag 1999, S. 304.

95 Steiner, R.: Grundlegendes für eine Erweiterung der Heilkunst nach geisteswissenschaftlichen Erkenntnissen. GA 27. Kapitel II: Warum erkrankt der Mensch? Basel: Rudolf Steiner Verlag 2014.

96 Berk, M., Williams, L.J, Jacka, F.N., et al.: So depression is an inflammatory disease, but where does the inflammation come from? BMC Med. 2013;11. S. 200.

97 Fischer H.F., Binting, S., Bockelbrink, A., Heusser, P., Hueck, C., Keil, T., Roll, S., Witt, C.: The effect of attending steiner schools during childhood on health in adulthood: a multicentre cross-sectional study. PLoS One. 2013 Sep 12;8(9):e73135.

98 Steiner, R.: Meditative Betrachtungen und Anleitungen zur Vertiefung der Heilkunst. GA 316. Rudolf Steiner Verlag, Dornach 2008. Erster Rundbrief 11.3.1924.

99 Novalis: Schriften, Band III. Verlag W. Kohlhammer, Stuttgart 1983, S. 565.

100 Steiner, R.: Anthroposophie. Eine Zusammenfassung nach einundzwanzig Jahren. GA 234. Vortrag vom 20.1.1924. Dornach: Rudolf Steiner Verlag 2008.

101 Übersicht in: Xie, H., Simon, M. C.: Oxygen availability and metabolic reprogramming in cancer. J Biol Chem. 2017 Oct 13;292(41):16825–16832.

102 Steiner, R.: Das Zusammenwirken von Ärzten und Seelsorgern. Pastoralmedizinischer Kurs. GA 318. Rudolf Steiner Verlag, Dornach 1994. Vortrag vom 14. September 1924.

103 Steiner, R.: Esoterische Betrachtungen karmischer Zusammenhänge. GA 236. Rudolf Steiner Verlag, Dornach 1988. Vortrag vom 4. Juni 1924.

104 Limburg, J.: Der anatomische Mensch, aus dem Stundenbuch des Duc de Berry, 15. Jahrhundert, Musée Condé Chantilly, Ms. 65. Luzern: Faksimile Verlag.

105 Steiner, R.: Eurythmie als sichtbare Sprache. GA 279. Rudolf Steiner Verlag, Dornach 1990. Vortrag vom 7.7.1924.

106 Bartsch, R. P., Schumann, A. Y., Kantelhardt, J. W., Penzel, T., Ivanov, P. Ch.: Phase transitions in physiologic coupling. Proc Natl Acad Sci USA. 2012 Jun 26;109(26):10181–6.

107 Steiner, R.: Meditative Betrachtungen und Anleitungen zur Vertiefung der Heilkunst. GA 316. Rudolf Steiner Verlag, Dornach 2008. Vortrag vom 23.4.1924.

108 Laue, H. B. von: Metallprozesse im Menschen und ihre Bedeutung in einer Jungmedizinerkurs-Meditation. Der Merkurstab. Zeitschrift für Anthroposophische Medizin 2012;65(3):241–248.

109 Steiner, R.: Eurythmie als sichtbare Sprache. GA 279. Rudolf Steiner Verlag, Dornach 1990. Vortrag vom 7.7.1924.

110 Selg, P.: «Die Medizin muss Ernst machen mit dem geistigen Leben». Rudolf Steiners Hochschulkurse für die «jungen Mediziner». Verlag am Goetheanum 2006, S. 115.

111 Steiner, R.: Meditative Betrachtungen und Anleitungen

zur Vertiefung der Heilkunst. GA 316. Rudolf Steiner Verlag, Dornach 2008. Vortrag vom 24.4.1924.

112 Steiner, R.: Meditative Betrachtungen und Anleitungen zur Vertiefung der Heilkunst. GA 316. Rudolf Steiner Verlag, Dornach 2008. Vortrag vom 24.4.1924.

113 Merkurstab Rhythmus-Studie Herdecke (in meinem Editorial erwähnt).

114 Törpel, C.: «Man denkt nur mit dem Herzen gut» – zum Leib- und Organverständnis der Alten Ägypter / Teil II. Der Merkurstab. Beiträge zu einer Erweiterung der Heilkunst 2002;55(3):162–173.

115 Kloter, E., Barrueto, K., Klein, S.D., Scholkmann, F., Wolf, U.: Heart Rate Variability as a Prognostic Factor for Cancer Survival – A Systematic Review. Front Physiol. 2018; 2018; 9:623.

116 Steiner, R.: Das Miterleben des Jahreslaufes in vier kosmischen Imaginationen. GA 229. Vortrag vom 13.10.1923. Dornach: Rudolf Steiner Verlag 1999.

117 Steiner, R.: Meditative Betrachtungen und Anleitungen zur Vertiefung der Heilkunst. GA 316. Rudolf Steiner Verlag, Dornach 2008. Vortrag vom 8.1.1924.

118 Steiner, R.: Meditative Betrachtungen und Anleitungen zur Vertiefung der Heilkunst. GA 316. Rudolf Steiner Verlag, Dornach 2008. Vortrag vom 24.4.1924.

119 Steiner, R.: Meditative Betrachtungen und Anleitungen zur Vertiefung der Heilkunst. GA 316. Rudolf Steiner Verlag, Dornach 2008. Vortrag vom 6.1.1924.

120 Steiner, R.: Meditative Betrachtungen und Anleitungen zur Vertiefung der Heilkunst. GA 316. Rudolf Steiner Verlag, Dornach 2008. Vortrag vom 6.1.1924.

121 Steiner, R.: Meditative Betrachtungen und Anleitungen zur Vertiefung der Heilkunst. GA 316. Rudolf Steiner Verlag, Dornach 2008. Vortrag vom 8.1.1924.

122 Girke, M.: Innere Medizin. Grundlagen und therapeutische Konzepte der Anthroposophischen Medizin. Berlin: Salumed Verlag 2020, S. 1026.

123 Steiner, R.: Welt, Erde und Mensch. GA 105. Rudolf Steiner Verlag, Dornach 1983. Vortrag vom 8.8.1908.

124 Steiner, R.: Meditative Betrachtungen und Anleitungen zur Vertiefung der Heilkunst. GA 316. Rudolf Steiner Verlag, Dornach 2008. Vortrag vom 25.4.1924.

125 Steiner, R.: Meditative Betrachtungen und Anleitungen zur Vertiefung der Heilkunst. GA 316. Rudolf Steiner Verlag, Dornach 2008. Vortrag vom 25.4.1924.

126 Steiner, R.: Meditative Betrachtungen und Anleitungen zur Vertiefung der Heilkunst. GA 316. Rudolf Steiner Verlag, Dornach 2008. Abendzusammenkunft vom 24.4.1924.

127 Steiner, R.: Das Zusammenwirken von Ärzten und Seelsorgern. Pastoralmedizinischer Kurs. GA 318. Rudolf Steiner Verlag, Dornach 1994. Vortrag vom 18. September 1924.

128 Ebd.

129 Steiner, R.: Esoterische Betrachtungen karmischer Zusammenhänge. GA 237. Rudolf Steiner Verlag, Dornach. Vortrag vom 4. Juli 1924.

130 Steiner, R.: Meditative Betrachtungen und Anleitungen zur Vertiefung der Heilkunst. GA 316. Rudolf Steiner Verlag, Dornach 2008. Vortrag vom 8.1.1924.

131 Steiner, R.: Das Zusammenwirken von Ärzten und Seelsorgern. Pastoralmedizinischer Kurs. GA 318. Rudolf Steiner Verlag, Dornach 1994. Vortrag vom 18. September 1924.

132 Steiner, R.: Meditative Betrachtungen und Anleitungen zur Vertiefung der Heilkunst. GA 316. Rudolf Steiner Verlag, Dornach 2008. Vortrag vom 9.1.1924.

133 Steiner, R.: Meditative Betrachtungen und Anleitungen zur Vertiefung der Heilkunst. GA 316. Rudolf Steiner Verlag, Dornach 2008. Vortrag vom 9.1.1924.

134 Steiner, R.: Meditative Betrachtungen und Anleitungen zur Vertiefung der Heilkunst. GA 316. Rudolf Steiner Verlag, Dornach 2008. Vortrag vom 24.4.1924.

135 Steiner, R.: Meditative Betrachtungen und Anleitungen zur Vertiefung der Heilkunst. GA 316. Rudolf Steiner Verlag, Dornach 2008. Vortrag vom 24.4.1924.

136 Konsil von Chalcedon 451 n. Chr; s. a. Vorgrimler, H.: Neues Theologisches Wörterbuch, 2008, Verlag Herder.

137 Steiner, R.: Esoterische Unterweisungen für die erste Klasse der Freien Hochschule für Geisteswissenschaft am Goetheanum. GA 270 II. S. 31.

138 Girke, M.: Entwicklungswege der Seele. Die Grundsteinmeditation Rudolf Steiners. Verlag am Goetheanum 2022.

139 Steiner, R.: Die Grundsteinlegung der Allgemeinen Anthroposophischen Gesellschaft 25.12.1923 bis 1. Januar 1924. Sonderdruck aus GA 260. Rudolf Steiner Verlag.

140 Girke, M.: Entwicklungswege der Seele. Die Grundsteinmeditation Rudolf Steiners. Verlag am Goetheanum 2022.

141 Steiner, R.: Anthroposophische Leitsätze. GA 26. Rudolf Steiner Verlag 1998, S. 14.

142 Steiner, R.: Wie kann die geistige Not der Gegenwart überwunden werden? In: Die Verbindung zwischen Lebenden und Toten. GA 168. Dornach: Rudolf Steiner Verlag 1995, S. 110.

143 Selg, P.: Die «Wärme-Meditation». Geschichtlicher Hintergrund und ideelle Beziehungen. Verlag am Goetheanum 2013, S. 27.

144 Steiner, R.: Die Geheimwissenschaft im Umriss. GA 13. Rudolf Steiner Verlag, Dornach 2013.

145 Selg, P.: Die «Wärme-Meditation». Geschichtlicher Hintergrund und ideelle Beziehungen. Verlag am Goetheanum 2013, S. 23.

146 Eichendorff, J. von: Es schläft ein Lied in allen Dingen. Unbekannte Gedichthandschriften von Joseph von Eichendorff. Faksimile-Edition. Göttingen: Wallstein Verlag 2013.

147 Steiner, R.: Das Zusammenwirken von Ärzten und Seelsorgern. Pastoralmedizinischer Kurs. GA 318. Rudolf Steiner Verlag, Dornach 1994. Vortrag vom 14. September 1924.
148 Selg, P.: Die «Wärme-Meditation». Geschichtlicher Hintergrund und ideelle Beziehungen. Verlag am Goetheanum 2013, S. 38.
149 Selg, P.: Die «Wärme-Meditation». Geschichtlicher Hintergrund und ideelle Beziehungen. Verlag am Goetheanum 2013, S. 26.
150 Girke, M.: Innere Medizin, Band 2, Kapitel Osteoporose. Salumed Verlag 2020.
151 Selg, P.: Die «Wärme-Meditation». Geschichtlicher Hintergrund und ideelle Beziehungen. Verlag am Goetheanum 2013, S. 27.
152 Goethe, J.W.: Das Märchen von der grünen Schlange und der schönen Lilie. Stuttgart: Verlag Freies Geistesleben 2022.
153 Girke, M.: Entwicklungswege der Seele. Die Grundsteinmeditation Rudolf Steiners. Verlag am Goetheanum 2022.
154 Novalis, zitiert nach Kluckhohn, P.: Das Ideengut der deutschen Romantik. Halle, Tübingen: Max Niemeyer Verlag 1961, S. 60.
155 Novalis.
156 Steiner, R.: Meditative Betrachtungen und Anleitungen zur Vertiefung der Heilkunst. GA 316. Rudolf Steiner Verlag, Dornach 2008. Vortrag vom 9.1.1924.
157 Steiner, R.: Erfahrungen des Übersinnlichen. Die drei Wege der Seele zu Christus. GA 143. Vortrag vom 17.12.1912. Dornach: Rudolf Steiner Verlag 1994.
158 Laue, H.B. von: Die sieben Lebensprozesse, ihre physiologische Verwandlung und die Krebserkrankung. Der Merkurstab. Beiträge zu einer Erweiterung der Heilkunst 2000;53(5):305–316.

159 Steiner, R.: Anthroposophische Gemeinschaftsbildung. GA 257. Vortrag vom 27.2.1923. Rudolf Steiner Verlag, Dornach 1989, S. 116–117.

160 Steiner, R.: Meditative Betrachtungen und Anleitungen zur Vertiefung der Heilkunst. GA 316. Rudolf Steiner Verlag, Dornach 2008. Vortrag vom 8. Januar 1924.

161 Steiner, R.: Das Zusammenwirken von Ärzten und Seelsorgern. Pastoralmedizinischer Kurs. GA 318. Rudolf Steiner Verlag, Dornach 1994. Vortrag vom 8. September 1924. Ansprache vom 18.9.1923.

162 Steiner, R.: Das Zusammenwirken von Ärzten und Seelsorgern. Pastoralmedizinischer Kurs. GA 318. Rudolf Steiner Verlag, Dornach 1994. Vortrag vom 8. September 1924. Ansprache vom 18.9.1923.

163 Steiner, R.: Mantrische Sprüche. Seelenübungen II. GA 268. Dornach: Rudolf Steiner Verlag 1999, S. 310.

164 Heine, R.: Meditationspraxis für Pflegende. In: Glöckler, M. (Hg.): Meditation in der Anthroposophischen Medizin. Salumed Verlag 2016.

165 Heine, R.: Meditationspraxis für Pflegende. In: Glöckler, M. (Hg.): Meditation in der Anthroposophischen Medizin. Salumed Verlag 2016.

166 Steiner, R.: Mantrische Sprüche. Seelenübungen II. GA 268. Dornach: Rudolf Steiner Verlag 1999, S. 310.

167 Heine, R.: Meditationspraxis für Pflegende. In: Glöckler, M. (Hg.): Meditation in der Anthroposophischen Medizin. Salumed Verlag 2016.

168 Steiner, R.: Das Zusammenwirken von Ärzten und Seelsorgern. Pastoralmedizinischer Kurs. GA 318. Rudolf Steiner Verlag, Dornach 1994.

169 Glöckler, M.: Raphael und die Mysterien von Krankheit und Heilung. Medizinische Sektion am Goetheanum 2015.

170 Steiner, R.: Das Miterleben des Jahreslaufes in vier kosmischen Imaginationen. GA 229. Vortrag vom

13.10.1923. Dornach: Rudolf Steiner Verlag 1999, S. 77.

171 Steiner, R.: Meditative Betrachtungen und Anleitungen zur Vertiefung der Heilkunst. GA 316. Rudolf Steiner Verlag, Dornach 2008. Vortrag vom 24.4.1924.

172 Steiner, R.: Die Welträtsel und die Anthroposophie. GA 54. Vortrag vom 23.11.1905. Dornach: Rudolf Steiner Verlag 1983, S. 191–192.

173 Steiner, R.: Makrokosmos und Mikrokosmos. GA 119. Vortrag vom 23.3.1910. Dornach: Rudolf Steiner Verlag 1988.

174 Zeylmans van Emmichoven, J. E.: Wer war Ita Wegman? Band 2. Dornach: Natura Verlag 1992, S. 216–217.

175 Steiner, R.: Mantrische Sprüche. Seelenübungen. GA 268. Rudolf Steiner Verlag 1999, S. 304.

176 Steiner, R.: Meditative Betrachtungen und Anleitungen zur Vertiefung der Heilkunst. GA 316. Rudolf Steiner Verlag, Dornach 2008.

177 Steiner, R.: Meditative Betrachtungen und Anleitungen zur Vertiefung der Heilkunst. GA 316. Rudolf Steiner Verlag, Dornach 2008. Vortrag vom 22.4.1924.

178 Steiner, R.: Die Weihnachtstagung zur Begründung der Allgemeinen Anthroposophischen Gesellschaft 1923/1924. GA 260. Dornach: Rudolf Steiner Verlag 1994, S. 113.

179 Steiner, R.: Meditative Betrachtungen und Anleitungen zur Vertiefung der Heilkunst. GA 316. Rudolf Steiner Verlag, Dornach 2008. Vortrag vom 5.1.1924.

180 Steiner, R.: Das Zusammenwirken von Ärzten und Seelsorgern. Pastoralmedizinischer Kurs. GA 318. Rudolf Steiner Verlag, Dornach 1994. Vortrag vom 8. September 1924.

181 Steiner, R.: Meditative Betrachtungen und Anleitungen zur Vertiefung der Heilkunst. GA 316. Rudolf Steiner Verlag, Dornach 2008. Vortrag vom 24.4.1924.

182 Steiner, R.: Anweisungen für eine esoterische Schulung. GA 245. Rudolf Steiner Verlag, Dornach 1987, S. 137.
183 Steiner, R.: Meditative Betrachtungen und Anleitungen zur Vertiefung der Heilkunst. GA 316. Rudolf Steiner Verlag, Dornach 2008. Vortrag vom 5.1.1924.
184 Steiner, R.: Meditative Betrachtungen und Anleitungen zur Vertiefung der Heilkunst. GA 316. Rudolf Steiner Verlag, Dornach 2008. Vortrag vom 8.1.1924.
185 Girke, M.: Innere Medizin. Grundlagen und therapeutische Konzepte der Anthroposophischen Medizin. Kapitel: Wirksamkeitsnachweis und Nutzenbewertung. Band 1. Berlin: Salumed Verlag, S. 224.
186 Girke, M.: Innere Medizin. Grundlagen und therapeutische Konzepte der Anthroposophischen Medizin. Kapitel: Vom Mediziner zum Arzt. Band 2. Berlin: Salumed Verlag 2020, S. 1674 f.
187 Steiner, R.: Meditative Betrachtungen und Anleitungen zur Vertiefung der Heilkunst. GA 316. Rudolf Steiner Verlag, Dornach 2008. Vortrag vom 5.1.1924.
188 Girke, M.: Innere Medizin. Grundlagen und therapeutische Konzepte der Anthroposophischen Medizin. Kapitel: Vom Mediziner zum Arzt. Band 2. Berlin: Salumed Verlag 2020, S. 1648.
189 Steiner, R.: Der Jahreskreislauf in vier kosmischen Imaginationen. GA 229. Rudolf Steiner Verlag 1999. Vortrag vom 7.10.1923.
190 Steiner, R.: Der Jahreskreislauf in vier kosmischen Imaginationen. GA 229. Rudolf Steiner Verlag. Vortrag vom 13.10.1923.
191 Steiner, R.: Wie erlangt man Erkenntnisse der höheren Welten? GA 10. Kapitel: Die Stufen der Einweihung. Basel: Rudolf Steiner Verlag 2022.
192 Steiner, R.: Mantrische Sprüche. Seelenübungen. GA 268. Rudolf Steiner Verlag 1999, S. 300.
193 Steiner, R.: Mantrische Sprüche. Seelenübungen II.

GA 268. Dornach: Rudolf Steiner Verlag 1999, S. 304.

194 Steiner, R.: Das Zusammenwirken von Ärzten und Seelsorgern. Pastoralmedizinischer Kurs. GA 318. Rudolf Steiner Verlag, Dornach 1994. Vortrag vom 18. September 1924.

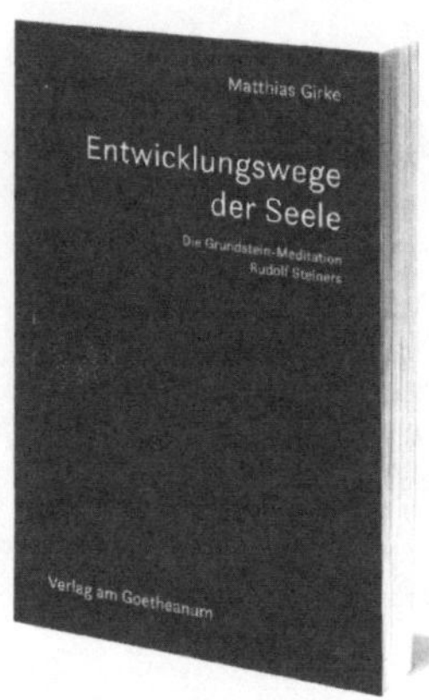
Matthias Girke
Entwicklungswege der Seele
Verlag am Goetheanum